CANCERS DU SEIN

Dr Jacques Saglier
Dr Joseph Gligorov

CANCERS DU SEIN

Nouveaux traitements,
nouveaux médicaments

Préface du Pr Moïse Namer

Odile Jacob

Illustrations de Thierry Delétraz

15, rue Soufflot, 75005 Paris

www.odilejacob.fr

ISBN 978-2-7381-3132-4

Préface

Avec plus de 1,5 million de nouveaux cas par an, les cancers du sein demeurent les cancers les plus fréquents de la femme dans le monde. Les estimations actuelles confirment cette position pour les vingt prochaines années dans la plupart des pays, sauf si la poursuite du tabagisme féminin aboutissait à rendre le cancer du poumon encore plus fréquent que le cancer du sein.

Fort heureusement, les progrès indiscutables dus à l'amélioration de l'organisation des soins, à la mise en place du dépistage systématique, mais également à de nouveaux traitements expliquent que plus de 90 % des patientes prises en charge actuellement pour un cancer du sein sont toujours en vie cinq ans après leur diagnostic dans notre pays.

En l'espace de quelques décennies, les cancers du sein sont passés d'une maladie redoutable à une maladie redoutée. La nuance est importante, car elle souligne la somme considérable des progrès, mais témoigne également de la place que prend cette maladie s'immisçant au quotidien, au plus profond de la vie de milliers de femmes en France.

Toutes les étapes bouleversent la vie des patientes. La suspicion de cancer ou le début de l'angoisse, le diagnostic porté ou l'interrogation sur l'avenir, la chirurgie et la question des conséquences esthétiques, la chimiothérapie et ses effets secondaires redoutés… tant d'épreuves qui au fur et à mesure rendent ces maladies si présentes aujourd'hui alors qu'hier déjà elles étaient là mais sans rien n'y paraître.

C'est ce bouleversement, ce changement radical de la perception même de ce que pourrait être l'avenir, qui bien souvent fait évoquer à certaines patientes le diagnostic initial comme une noyade. Bien plus qu'une bouée, ce livre est un véritable bateau permettant d'entreprendre un voyage salvateur, certes éprouvant, mais qui à défaut d'être beau devient pour beaucoup essentiel pour leur avenir.

Les docteurs Jacques Saglier et Joseph Gligorov, cancérologues de terrain, ont, dans ce livre, regroupé une somme considérable de connaissances actuelles, d'expériences et de témoignages permettant de mieux comprendre et appréhender cette maladie devenue plurielle. S'adressant continuellement aux principaux acteurs de ce combat pour la vie que sont les patientes (parfois les patients), mais aussi leurs proches, ils abordent aussi bien la connaissance scientifique et technique de la maladie que les aspects pratiques de cette prise en charge ou encore leur retentissement psychologique et sociétal.

Entre livre, dictionnaire et guide, cet ouvrage permet avec des qualités pédagogiques indiscutables de partager avec ceux que nous soignons nos connaissances, nos hésitations et nos espoirs et répondre à leur besoin légitime d'information. Ne se substituant pas à l'équipe qui prend en charge le patient, ce livre l'accompagne courageusement en amenant des éléments de réflexion nécessaires à la compréhension des décisions que l'on souhaite de plus en plus partagées : le patient devient acteur de sa prise en charge et non plus uniquement spectateur.

Professeur Moïse Namer,
cancérologue.

Avertissement et remerciements

Les remerciements des auteurs vont avant tout aux patientes qui les ont honorés de leur confiance et sans qui cet ouvrage n'aurait pas vu le jour. Celui-ci leur est donc dédié de tout cœur.

La version précédente de ce livre est parue en 2005 sous le titre *La Femme et le Cancer du sein*, chez le même éditeur. Les huit années écoulées depuis la parution de cette première édition ont été si riches en progrès et en innovations qu'une refonte et une mise à jour se sont révélées indispensables. Le développement de nombreuses applications pratiques issues de la recherche fondamentale et des essais cliniques a en effet permis des avancées et des améliorations dans toutes les nombreuses disciplines qui constituent cette spécialité désormais autonome qu'est la cancérologie mammaire. Il devenait dès lors préférable que la rédaction du présent ouvrage ne soit plus l'œuvre d'un seul auteur, mais le fruit de la collaboration de deux membres de disciplines complémentaires que sont la chirurgie et l'oncologie médicale.

Nous avons tenu à ce que ce livre soit, au jour de sa parution, aussi proche que possible de l'état actuel des connaissances. À charge pour les auteurs que nous sommes de traduire ces notions parfois rébarbatives et complexes d'une façon assimilable par le lecteur non médecin, partant du principe qu'une explication claire et une présentation logique sont de nature à faire comprendre par d'autres ce que nous avons nous-mêmes compris.

Aucun prérequis ne devant être nécessaire, nous avons repris à la base tout ce qui permettait d'éclaircir la compréhension du sujet.

Nous nous sommes basés pour la conception de ce livre sur les questions et les demandes d'éclaircissements formulées par les patientes que nous avons contribué à traiter de leur cancer du sein. Ces dialogues quotidiens, parfois âpres, toujours constructifs et passionnants ont été à l'origine de l'idée qui a présidé à l'écriture de ce livre. Il nous est apparu nécessaire de répondre clairement à toutes les interrogations, certaines fréquentes, d'autres très originales, toutes légitimes, de nos patientes.

Il nous a semblé toutefois souhaitable d'écrire avec les mêmes mots que ceux qu'utilisent les médecins : ces mots font ici l'objet de définitions, parfois à plusieurs reprises si leur importance le justifie. Leur connaissance est à notre sens primordiale pour que le discours médical devienne compréhensible. Ce livre n'est pas nécessairement destiné à être parcouru d'une traite, mais il peut être consulté de façon ponctuelle, chaque chapitre étant relativement autonome, ce qui peut expliquer la découverte chemin faisant d'un certain nombre de redites.

Nous avons tenu avant tout à rester accessibles au plus grand nombre. Nos différents collègues spécialistes en biologie, endocrinologie, imagerie, oncologie, génétique, pour ne citer que ceux-là, pourront trouver simpliste ou incomplet l'exposé que nous faisons de la part que prend leur discipline dans ce combat commun. Nous attendons avec intérêt leurs critiques et – pourquoi pas – leurs encouragements. Les commentaires et remarques des lectrices (et lecteurs) seront pour leur part les plus beaux de ces encouragements.

Le temps du secret et du non-dit opposés aux patientes à qui on évitait autrefois soigneusement de délivrer un diagnostic de cancer, et encore moins un pronostic, est révolu. Ce mot qui, il y a peu, était synonyme de mort annoncée est devenu aujourd'hui le signe de début d'un combat unissant une équipe soignante et une patiente face à un ennemi commun, et ce dans un objectif de guérison, atteint dans une grande majorité des cas. Mais plus qu'un simple acte médical, cette relation singulière qui unit la patiente à ses thérapeutes est un véritable accompagnement nécessitant un lien aussi fort que celui qui unit un sportif à son entraîneur.

J. S., J. G., décembre 2013.

CHAPITRE 1

Les étapes du progrès

Un peu d'histoire…

Il y a à peine cinquante ans, la chirurgie du cancer du sein, tout en étant un peu le parent pauvre de la chirurgie dite « générale », représentait l'essentiel des armes que l'on pouvait opposer à cette maladie. Les différents traitements complémentaires non chirurgicaux étaient à l'époque encore balbutiants et relativement inefficaces.

➤ *La chirurgie « radicale »*

Depuis la fin du XIXe siècle l'opération de Halsted, du nom d'un chirurgien américain, était le standard en matière de cancer du sein. C'était une intervention lourde et mutilante et qui n'est plus aujourd'hui que très exceptionnellement pratiquée. Son principe était basé sur l'idée que la propagation de la maladie se faisait de proche en proche et que la seule voie curative possible était une chirurgie très large.

Cette idée a longtemps prévalu, et il fut un temps, encore récent, où toute femme présentant un cancer du sein, quels que soient la taille, le type ou l'histoire naturelle de sa tumeur, se voyait infliger cette intervention. Chirurgiens et cancérologues croyaient alors en toute bonne foi qu'il s'agissait là d'une pénible mais nécessaire façon de mettre les chances du bon côté.

Les résultats de cette chirurgie étaient cependant inconstants. Ils permettaient certes parfois une véritable guérison, mais au prix de séquelles esthétiques et fonctionnelles devenues maintenant inacceptables, et qui à l'époque représentaient la norme. Mais, surtout, de nombreuses femmes rechutaient localement ou présentaient des métastases, sans qu'une explication rationnelle puisse être fournie quant à la raison de ces échecs. Les progrès ont consisté depuis :

– d'une part à optimiser la prise en charge locorégionale en diminuant drastiquement à la fois le risque de rechute et les complications liées au traitement ;

– d'autre part à prévenir la survenue de métastases à distance grâce à des traitements par voie générale (chimiothérapie, traitements « ciblés »).

➤ *Les œstrogènes : la première cible*

Sans que soit initialement remis en cause le dogme de la chirurgie large, les premiers progrès sont venus de façon un peu empirique d'une approche **multidisciplinaire** du cancer.

Le premier pas fut celui de l'*hormonothérapie* (on devrait plutôt dire *anti*hormonothérapie). En 1896, à une époque où la notion même d'hormone était inconnue, George Beatson, un chirurgien écossais, après avoir émis l'hypothèse qu'il existait une connexion non nerveuse entre les ovaires et les seins, eut l'idée de réaliser l'ablation des ovaires chez une patiente jeune présentant un cancer du sein. L'intervention fut un succès puisque la tumeur régressa et resta plusieurs années en rémission. Cet exploit visionnaire ouvrit par la suite la voie à l'étude du rapport entre les hormones et les tumeurs et donc à sa conséquence moderne : les traitements antihormonaux.

C'est en 1905 que le Britannique Ernest Starling, à la suite de la découverte d'une substance chimique sécrétée dans le sang par l'estomac, utilisa le mot « hormone » pour la première fois, désignant ainsi les messagers chimiques se déplaçant rapidement d'une cellule à l'autre par l'intermédiaire du flux sanguin. En 1906, Edgar Allen découvrit les œstrogènes (hormones sécrétées par les ovaires), mais ce n'est qu'en 1958 qu'Elwood Jensen mit en évidence la présence de *récepteurs* aux œstrogènes dans les noyaux de certaines cellules et en particulier des cellules de cancers du sein. Près de soixante ans après l'expérience de Beatson, d'autres approches antihormonales deviennent alors possibles, soit en utilisant des médicaments qui vont venir empêcher les œstrogènes de se fixer sur leur récepteur, soit en empêchant purement et simplement leur production par l'organisme, de façon temporaire ou définitive.

➤ *La radiothérapie*

Si la découverte de la radioactivité date de la fin du XIXe siècle, c'est vers les années 1920 que se développa véritablement son application médicale : la radiothérapie utilisant des sources radioactives naturelles. Celle-ci n'a dès lors plus cessé d'accompagner la chirurgie dans l'amélioration du traitement local du cancer du sein, tout en évoluant régulièrement en permettant des traitements de plus en plus précis en ce qui concerne la dose de radioactivité délivrée au niveau des organes cibles mais également épargnant de mieux en mieux les organes de voisinage.

Une première révolution fut l'utilisation d'une énergie produite par des accélérateurs plutôt que des sources radioactives externes, permettant ainsi un meilleur contrôle des doses délivrées. Puis les progrès en imagerie, et notamment les apports successifs du scanner, de l'IRM, du TEP-TDM ou PET-scan[1] ont permis de définir au mieux les volumes à traiter, les doses à délivrer et les organes à préserver, permettant aujourd'hui des traitements plus efficaces et moins toxiques liés à cette modulation et guidés par l'imagerie. D'autres avancées importantes en radiothérapie ont permis d'envisager des traitements radiothérapeutiques internes, soit en injectant une molécule radioactive ciblant une structure anatomique bien précise (radiothérapie métabolique), soit en déposant des sources radioactives directement au niveau de l'organe à traiter (curiethérapie).

➤ *La chimiothérapie : un allié puissant et redouté*

Si de nos jours et dans le langage courant, le terme « chimiothérapie » est principalement utilisé pour désigner les traitements systémiques contre le cancer, ce terme désigne en fait toute substance chimique visant à traiter une maladie. À ce titre donc, un antibiotique, un antalgique, un antihypertenseur sont des chimiothérapies… La chimiothérapie au sens courant où nous l'entendons de traitement contre le cancer est apparue après la Seconde Guerre mondiale.

Les premières « chimios » utilisèrent des produits dérivés des gaz de combat de la guerre de 14-18. Elles furent administrées dans le traitement de leucémies notamment de l'enfant. Ces maladies étaient alors si graves et sans ressources que les premières rémissions constatées entraînèrent un développement considérable de la recherche de nouveaux agents chimiques susceptibles d'interagir avec des cellules en division. C'est ainsi que, successivement, et dans le domaine du cancer du sein, furent développés et utilisés

1. Nous reviendrons bien sûr longuement sur tous ces termes et toutes ces notions au fil de ce livre.

le cyclophosphamide, le 5-fluoro-uracile, les anthracyclines, les taxanes...

Parallèlement à la découverte de ces traitements s'est mise en place une réflexion stratégique quant à leur utilisation. D'abord réservée aux maladies évoluées, aux métastases, leur prescription est désormais devenue courante dès les phases initiales du cancer du sein, dès lors qu'on estime qu'il existe un risque évolutif à plus ou moins long terme.

Les recherches actuelles dans le domaine de la chimiothérapie portent sur de nouveaux traitements mais également sur l'optimisation des indications et des modalités d'administration visant à délivrer le meilleur traitement possible à la bonne personne et dans les conditions les moins toxiques.

➤ *Les thérapies ciblées*

On l'aura bien compris, le cancer est la cible des traitements, mais comme il est hébergé au sein d'un hôte qu'est le patient, il est important de diriger au mieux les armes qui lui sont destinées afin de n'agir que sur la maladie et non sur le reste de l'organisme. Nous pourrions déjà schématiquement dire que la chirurgie ou la radiothérapie sont des traitements *ciblés*, mais malheureusement, dans un certain nombre de cas, elles sont à elles seules insuffisantes pour contrôler la maladie, notamment celle qui a pu éventuellement déjà essaimer à distance. D'où l'intérêt de traitements dits « systémiques », c'est-à-dire pouvant en théorie diffuser partout, là où il existe un risque que certaines cellules cancéreuses se soient déjà installées. Mais qui dit partout dit risque également de toxicité des traitements administrés. C'est pourquoi l'un des enjeux majeurs de la recherche en cancérologie est de comprendre les caractéristiques particulières des cellules cancéreuses et de leur environnement, permettant de la sorte de les distinguer des cellules non cancéreuses. Ainsi, il paraît imaginable de « cibler » cette population cellulaire malade, tout en réduisant le risque de toxicité sur les autres cellules. Nous avons déjà évoqué la première thérapeutique ciblée systémique du cancer du sein que sont les traitements antihormonaux. Près de 80 % des cancers du sein sont dits « hormonodépendants », car ils expriment au niveau du noyau des cellules cancéreuses la présence de *récepteurs* spécifiques. Les progrès très importants réalisés ces dernières années en biologie ont permis d'identifier d'autres sortes de cibles. Parmi elles, un récepteur nommé HER2 est présent dans près de 20 % des cas de cancer du sein. Il est associé à des maladies souvent agressives. La recherche de nouveaux médicaments a permis de mettre au point des traitements très actifs *ciblant* ce récepteur HER2, et permettant ainsi de rendre l'évolution de ce type de cancer du sein beaucoup moins mauvaise. Plusieurs autres sortes de cibles sont en évaluation dans le cadre de la recherche clinique, portant soit sur les cellules cancéreuses elles-mêmes, soit sur l'environnement de ces cellules, soit encore sur les systèmes de défense de l'individu, l'objectif étant ici encore le développement de nouveaux traitements, toujours plus efficaces et le moins délétères possible pour les organes sains. On peut dire que ces thérapeutiques ciblées, quand elles sont possibles, constituent un traitement « sur mesure », adapté à chaque cas particulier, par opposition au « prêt-à-porter » que représentent les traitements classiques.

➤ *Le diagnostic : voir et analyser*

Radiologie, biologie, anatomopathologie...

Avant de pouvoir affirmer la présence d'un cancer et de caractériser au mieux sa nature, le diagnostic aura été évoqué sur des arguments cliniques et de plus en plus sur des arguments radiologiques. Nous verrons comment les progrès en imagerie ont permis aujourd'hui grâce à la mammographie, à l'échographie et à l'IRM d'affiner et d'accélérer le dépistage et le diagnostic. Toutefois, ce diagnostic de cancer ne pourra être affirmé qu'après une analyse microscopique d'un prélèvement de la tumeur ou des cellules la constituant. C'est le rôle fondamental et incontournable de l'anatomopathologiste qui non seulement définit la nature du cancer, mais également ses caractéristiques biologiques. Il en donne en quelque sorte une carte d'identité qui conditionnera la suite de la prise en charge. Dans un avenir proche, il est permis de penser qu'une ou plusieurs parties de cette tumeur pourront être analysées en routine sur des plateformes de *diagnostic moléculaire* biologique visant à caractériser au mieux les cibles utiles au choix des traitements systémiques et ciblés que nous avons évoqués ci-dessus.

Les progrès récents en chirurgie

➤ *La conservation du sein*

L'idée de traiter le cancer tout en conservant le sein ne s'est pas imposée d'elle-même. Il a fallu plusieurs décennies de travail, d'essais thérapeutiques minutieux portant sur des milliers de femmes pour faire admettre que la conservation du sein pouvait, dans la majorité des cas, apporter un bénéfice strictement équivalent à celui donné par l'ablation totale. On peut notamment citer à l'origine de ces travaux le nom de l'Américain Fisher et de son groupe de travail, le NSABP[2], toujours très actif et à l'origine de nombreux travaux de recherche clinique à grande échelle.

Il a fallu, pour que la notion de conservation du sein se généralise, attendre le renouvellement de toutes les générations de chirurgiens formés avant les années 1960 : ceux-ci étaient des

2. National Surgical Adjuvant Breast Project.

opérateurs brillants, mais ils s'embarrassaient peu de l'esthétique et du fonctionnel. Ces chirurgiens, polycompétents, traitaient sans frémir des côlons, des prostates, des fractures, des goitres et… des cancers du sein. Ces derniers étaient généralement relégués en fin de programme opératoire, après les « choses sérieuses ». Le très faible taux de féminisation de la profession chirurgicale de l'époque y était-il pour quelque chose ?

Cette vision, peut-être un peu caricaturale (quoique…), explique en partie la difficulté qu'ont eue à s'imposer les notions de chirurgie *conservatrice* et de chirurgie *fonctionnelle*, permettant l'ablation de la tumeur tout en conservant le sein dans sa forme et dans sa fonction. Et bien sûr sans rien céder sur la sécurité. Il a fallu que l'idée fasse son chemin et que l'on torde le cou aux fantasmes assimilant forcément *mutilation* et *guérison*. Il a fallu aussi que les chirurgiens se forment aux techniques nouvelles et à leurs indications. Les exemples sont légion, dans toutes les branches de la chirurgie du cancer, l'idée étant de préserver l'image et l'intégrité corporelles *sans rien céder sur la sécurité*.

En matière de cancer du sein, cette évolution n'a initialement été possible que grâce à l'amélioration de la précocité du diagnostic. Le rôle à cet égard de l'imagerie médicale, c'est-à-dire de la mammographie, a été déterminant : elle détecte des images de plus en plus petites[3]. Il devient actuellement usuel que les cancers du sein soient diagnostiqués à un stade *infraclinique*, c'est-à-dire sans que l'on puisse les déceler à la palpation. Les campagnes d'information, il y a une vingtaine d'années, incitaient les femmes à surveiller leurs seins par l'autopalpation. Maintenant, sans remettre en question cette pratique simple, les campagnes de dépistage mammographique, infiniment plus fiables en matière d'efficacité et

3. La taille moyenne des tumeurs du sein au moment du diagnostic est trois fois plus petite qu'il y a quarante ans.

de précocité du diagnostic, sont devenues systématiques et généralisées. Cette évolution représente le tout premier élément de l'amélioration globale des résultats du traitement, car la taille de la tumeur est, nous y reviendrons, considérée comme un des facteurs primordiaux du pronostic. Tout cela a également ouvert la porte à la chirurgie conservatrice.

L'évolution de la mentalité chirurgicale s'est faite certes sous l'impulsion des chirurgiens et médecins eux-mêmes, mais le rôle des patientes a été déterminant, à mesure qu'elles ont pu accéder à l'information médicale et à la parole.

➤ *La reconstruction du sein après la chirurgie*

S'il commençait à être admis que la majorité des cancers du sein pouvaient bénéficier d'un traitement conservateur, il n'en restait pas moins que l'ablation du sein restait (et reste actuellement) toujours nécessaire dans un certain nombre de cas, nous y reviendrons longuement.

Le travail de persuasion qu'ont entrepris les pionniers de la reconstruction mammaire pour convaincre de l'innocuité et même du bénéfice réel de la reconstruction du sein a été considérable. Là encore, des études scientifiquement menées sur des milliers de femmes montrèrent que la reconstruction n'entraînait aucune diminution des bénéfices de l'opération initiale, aucune augmentation du risque de rechute locale ou de métastases. Au début, les cancérologues, les chirurgiens, les gynécologues, tous furent plus que réticents. « Vous allez réveiller le crabe qui dort », « Vous devriez déjà être contente d'être en vie » sont des exemples parmi cent de sentences culpabilisantes assenées à des femmes qui ne demandaient qu'à retrouver ce à quoi elles avaient droit, en termes de féminité, de dignité, de bonheur. La digue des réticences a peu à peu cédé, les techniques et les résultats se sont spectaculairement améliorés, le délai « autorisé » entre traitement et reconstruction s'est progressivement amenuisé.

On a alors commencé à parler de reconstruction immédiate, contemporaine de l'ablation du sein.

Comme cela était prévisible, des voix se sont à nouveau élevées contre cette idée. La reconstruction immédiate n'est certes pas toujours envisageable, mais elle est possible dans certains cas et alors très appréciée. Les témoignages de satisfaction sont la règle pour peu que les indications soient raisonnablement sélectionnées et l'information correctement délivrée (ce qui est certes difficile dans le contexte de l'annonce du cancer). Pourquoi a-t-il fallu que, en dehors de toute justification scientifique, se lèvent les Cassandre et les Docteurs Tant-Pis qui refusaient de donner à leurs patientes cette consolation ? Des arguments consternants ont été délivrés par les détracteurs de la reconstruction immédiate, tels que : « Il faut que la patiente ait le temps de faire le deuil de son sein pour pleinement apprécier sa reconstruction. » Cet argument, même s'il repose sur l'observation d'un certain nombre d'échecs, est le plus souvent pris en défaut. Une patiente avec une belle reconstruction immédiate est contente de ne pas être mutilée, même si ce n'est pas vraiment son sein, même si le contexte est celui de la cancérologie et pas vraiment celui de la chirurgie esthétique, même si le « travail d'acceptation » est plus complexe que celui de la reconstruction différée.

➤ *La chirurgie oncoplastique*

La chirurgie de reconstruction du sein a encouragé la collaboration entre chirurgiens cancérologues et chirurgiens plasticiens. La réalisation d'une reconstruction immédiate du sein nécessite en général le recours à deux équipes chirurgicales : l'une qui traite le cancer, l'autre qui répare et reconstruit. Ce travail à deux équipes n'est satisfaisant qu'en théorie. En pratique, il se heurte bien souvent à des contraintes logistiques assez lourdes. La collaboration de deux équipes qui n'ont pas les mêmes horaires, les mêmes techniques, ni les mêmes objectifs, est source de multiples difficultés. À l'initiative de quelques pionniers, des équipes de chirurgiens cancérologues se sont alors formées à la chirurgie reconstructrice. Le travail à une seule équipe possédant la double qualification en cancérologie et en chirurgie plastique a été une petite révolution. Le bénéfice était non seulement technique, mais également psychologique. La patiente avait désormais un interlocuteur unique à même de gérer l'ensemble de la surveillance chirurgicale. Ces chirurgiens « hybrides » se sont alors intéressés non seulement à la reconstruction, mais à l'amélioration des résultats esthétiques de la chirurgie conservatrice du sein. En maîtrisant les techniques de chirurgie esthétique, le chirurgien cancérologue améliore à la fois la sécurité et le confort. *La sécurité*, car les méthodes de la chirurgie esthétique permettent l'ablation d'un volume important du sein sans compromettre... son esthétique : cela autorise l'ablation de tumeurs autrefois jugées trop volumineuses pour pouvoir conserver le sein. Cela autorise l'ablation d'un cancer en passant au large de la lésion avec une bonne marge de sécurité sans compromettre l'aspect final. *Le confort*, car le résultat esthétique de ces interventions est bien sûr supérieur à celui d'un traitement conservateur simple, qui entraîne parfois des séquelles lourdes. Une nouvelle spécialité est donc née, la chirurgie *oncoplastique*.

Comment expliquer la résistance à des traitements plus confortables ?

On a donc assisté, ces dernières années, à une « désescalade » vertigineuse en passant de l'intervention de Halsted à la chirurgie conservatrice, à la reconstruction... Mais on doit s'interroger sur les causes des réticences observées lors de l'apparition de ces progrès, ne serait-ce que pour éviter d'être un jour à notre tour les détracteurs irrationnels d'une future nouveauté technique. Il existe un point commun dans les attitudes de refus face aux différentes étapes allant dans le sens de l'allégement du traitement chirurgical du cancer du sein. Que ce soit le passage au traitement conservateur, à la reconstruction, à la chirurgie oncoplastique, tout se passe comme s'il existait une peur de contrevenir à une loi inconsciente de la souffrance maximale rédemptrice. « Soyez déjà heureuse d'être en vie » et ne demandez pas en plus de ne pas souffrir, sinon... Ce non-dit qui porte la menace d'un châtiment inéluctable encouru par ceux et surtout celles qui osent enfreindre cette loi de la douleur rédemptrice plonge ses racines au plus profond de l'histoire des hommes, des religions, des maladies, de la mort. Il n'est pas de place pour la futilité du paraître, dans ce purgatoire qu'est la maladie. De nos jours encore, une sorte de réserve un peu condescendante perce dans le discours de certains dès qu'il est question de reconstruction du sein...

Nous n'avons pas besoin de chercher trop loin pour trouver un exemple frappant de cette conduite punitive où culpabilité collective et principe de précaution se sont entremêlés : la suspension en 1995 de l'utilisation des prothèses mammaires au gel de silicone, accusées de provoquer des maladies auto-immunes, a fait couler beaucoup d'encre. Ce débat, largement répandu dans les médias à l'époque, a été la conséquence non pas d'un réel péril de santé publique, mais d'un mouvement au départ irrationnel et très largement soutenu par des courants de pensée puritains d'outre-Atlantique. En clair, les prothèses, c'était du plaisir, donc c'était forcément mauvais et il s'agissait de le prouver. Le principe de précaution, sain dans son idée, nécessaire par ailleurs dans de nombreuses circonstances, a fait le reste, dans un climat un peu honteux. On connaît la suite : près de six ans d'interdiction, d'études et d'observations n'ont montré aucune toxicité directe due aux implants mammaires au gel de silicone. On peut certes comprendre qu'en ces temps troublés par le sang contaminé et la vache folle, le principe de précaution ait été déterminant. Mais alors comment expliquer que, pendant qu'on interdisait les prothèses mammaires, les autres prothèses comme les prothèses de testicule (mêmes produits, mêmes fabricants) n'aient pas fait l'objet de la même interdiction ? Cherchez l'erreur...

Cet exemple est là pour nous rappeler que nous ne raisonnons pas toujours de façon rationnelle, même en matière théoriquement scientifique. Cent ans de laïcité n'ont pas extirpé de l'inconscient collectif l'idée que le salut passait forcément par l'expiation. Les débats récents ou actuels de société (pilule, procréation médicalement assistée, traitement hormonal de la ménopause) devraient pour leur part être expurgés de ce démon pour laisser davantage le champ libre à l'approche scientifique. Mais c'est un vœu pieux, tant la part de l'irrationnel est importante dans ces domaines où convergent médecine, morale et condition féminine. Il faut sans doute voir là le fondement de cette réticence originelle systématique et autrement inexplicable d'une grande partie du corps médical (et de nombreuses patientes elles-mêmes) à l'allégement de la *sanction* chirurgicale et médicale. Il faut savoir s'en souvenir quand nous, médecins, avons ce pouvoir exorbitant de dire les *verdicts* et de les appliquer. Être juste ce sera agir comme nécessaire, comme suffisant, et à tout moment tenter de soulager. Notre boussole, dans cette mer de nécessités contradictoires, doit être, encore et toujours, d'abord de faire en sorte de ne pas nuire, et surtout de ne pas punir.

La prise en charge actuelle

Historiquement, la chirurgie était pratiquement le seul traitement disponible. Même maintenant, chacun s'accorde à reconnaître que le traitement chirurgical est une étape primordiale, dont la qualité va largement conditionner le succès de l'ensemble de la filière de traitement du cancer du sein. Toutefois, comme nous allons le voir à de multiples reprises, rien n'est désormais possible sans un travail d'équipe où chaque spécialité tient une place cruciale, et ce afin d'apporter la meilleure stratégie permettant d'obtenir les traitements les plus appropriés grâce aux compétences spécifiques et complémentaires de chacun. C'est ainsi que nous sommes désormais passés à une prise en charge interdisciplinaire.

➤ *Les réseaux*

Le traitement de patients atteints d'un cancer, quel que soit l'organe atteint, n'est plus, ne peut plus, et ne doit plus être de la responsabilité d'un seul médecin. La prise en charge des cancers s'organise autour d'équipes multidisciplinaires, que celles-ci soient situées dans un même lieu d'exercice ou organisées en réseaux. Ces derniers ont pour objectif de mettre en commun toutes les informations utiles, de prendre une décision commune conformément à ces critères et aux recommandations nationales ou internationales établies par des experts, et de remettre après discussion en réunion de concertation pluridisciplinaire (RCP) un plan personnalisé de soins (PPS) qui aura pour objectif d'informer et expliquer au patient les traitements proposés.

En pratique, cela signifie que le dossier est dès le début présenté et discuté dans le cadre d'une RCP ou « staff » où sont présents les praticiens de différentes spécialités (oncologues médicaux, oncologues radiothérapeutes, chirurgiens, radiologues, anatomopathologistes, etc.). La diversité des spécialités représentées permet d'examiner chaque cas sous des angles différents et complémentaires. Les décisions prises doivent être conformes aux *référentiels* ou guides de bonne pratique, en laissant le moins de place possible à l'improvisation. Les décisions doivent être consignées par écrit, et bien sûr respectées.

Les indications des différentes étapes du traitement deviennent, grâce à l'utilisation des référentiels, de plus en plus codifiées. Cette standardisation des pratiques a pour objectif de garantir l'amélioration de la qualité de la prise en charge et des résultats des traitements ainsi que d'assurer une prise en charge optimale à tous les patients quel que soit le lieu de traitement qu'ils auront choisi. C'est un des objectifs principaux du Plan Cancer.

Mais attention, les référentiels sont constamment mis à jour car la « parole médicale » n'est par définition pas une « vérité » mais un « savoir » qui est mouvant et évolue avec l'état des connaissances et de la recherche. Comme souvent en médecine, ce qui hier encore était un « *gold standard* » ne l'est plus forcément aujourd'hui, raison principale d'ailleurs à l'élaboration de cette seconde édition actualisée. Nous le reverrons par exemple en matière de chirurgie et de traitements systémiques. Par ailleurs, toutes les situations ne « rentrent pas dans le moule » si l'on tient compte de certains cas plus rares ou des antécédents de la patiente. C'est pourquoi, au-delà des référentiels et de cette standardisation, chaque patiente conserve un dialogue privilégié avec le médecin qu'elle a librement choisi.

➤ *L'information, une priorité*

Le problème de l'information délivrée aux femmes et à leurs proches a fait l'objet d'une évolution considérable. Il y a encore vingt ans, on nous apprenait qu'il ne fallait sous aucun prétexte prononcer le mot *cancer* : ce mot devait être caché sous un fatras de circonlocutions plus ou moins heureuses, dans une ambiance où le non-dit semblait le seul rempart contre l'impuissance et le fatalisme. Il n'est plus pensable actuellement de cacher un diagnostic à une femme qui sera successivement entre les mains d'un chirurgien, d'un oncologue médical et/ou radiothérapeute et dont tous devront recueillir le consentement et l'adhésion face au programme de soins envisagé. *Last but not least*, les progrès ont fait que le combat est maintenant le plus souvent victorieux contre la maladie. Secret et fatalisme n'ont plus de raison d'être. La principale intéressée a le droit de tout savoir, c'est même une nécessité : que penserait-on d'un gouvernement qui, à la veille d'un conflit vital, déciderait que la mobilisation générale devrait rester confidentielle de peur d'effrayer les populations ? Quant à l'information générale sur la maladie, il est nécessaire de la donner, avec tact mais avec véracité. De toute façon, à l'époque d'Internet, des groupes de parole, de l'omniprésence des médias, cette information est éminemment disponible, voire pléthorique et incontrôlable. Autant donc la fournir, tout en se souvenant que l'information médicale est la délivrance d'un savoir et non d'une vérité absolue et qu'elle doit être associée à une démarche pédagogique visant à comprendre la maladie traitée et les stratégies déployées.

En outre, il est devenu courant de voir les patientes tenir scrupuleusement à jour un dossier médical complet, représentant pour leurs médecins un complément d'outil de travail précieux et qui comporte des documents autrefois considérés comme top secret. Elles sont en mesure d'effectuer une sorte de « contrôle qualité » sur ce qui leur est proposé. Elles ont le sentiment de participer au combat au lieu de se contenter de l'observer et de le subir. Elles ont leur mot à dire, et doivent donc être entendues.

• Avoir le droit de demander à son chirurgien s'il appartient bien à un réseau reconnu. Pouvoir lui demander si son dossier fera l'objet d'une discussion pluridisciplinaire. Pouvoir lui demander combien de cancers du sein il opère chaque année, chaque mois, chaque semaine... ou sinon changer de chirurgien...

• Avoir le droit d'exiger de son radiologue un compte rendu standardisé de mammographie tenant compte de la classification ACR, ou sinon changer de radiologue...

Deux exemples parmi tant d'autres de ce que les médecins doivent aux patientes à qui ils vont demander une adhésion totale à un programme parfois difficile.

Rappelons enfin qu'il n'existe, surtout en matière de cancérologie, aucune médecine dénuée de risque. La tendance actuelle à la judiciarisation tous azimuts risquerait d'être un frein majeur aux avancées thérapeutiques si l'on n'y prenait pas garde. La prise de responsabilités des soignants ne doit pas céder le pas à la recherche frileuse et systématique du consensus sous peine d'arrêter tout progrès. C'est un des rôles clés de l'information éclairée des patientes.

➤ *L'apport de l'INCa et des Plans Cancer*

La politique de santé publique dans le domaine de la cancérologie est portée par l'Institut national du cancer (INCa) et a pour but d'atteindre les objectifs des différents Plans Cancer. Ces plans successifs ont permis indiscutablement d'améliorer la prise en charge des patients atteints de cancer tant sur le plan de la qualité des soins que sur celui de l'espérance de guérison.

Le premier Plan Cancer, en vigueur de 2003 à 2007, a eu pour objectif trois axes principaux que sont :

– la structuration de l'offre de soins pour les patients remettant ceux-ci au centre de toutes les actions. Ainsi les centres de coordination en cancérologie (3C) ont pour but d'être les véritables relais des objectifs dictés par les Plans Cancer. Ils veillent au respect de la multidisciplinarité, la délivrance d'une information claire concernant non seulement le parcours de soins mais également les modalités d'accès à ces soins et les structures de support ;

– la mise en place d'un programme de prévention de certains cancers visant à réduire la mortalité et la morbidité de ces cancers. En ce qui concerne le cancer du sein, deux mesures préventives ont été spécifiées. Il s'agit de l'accès aux tests de prédispositions génétiques permettant d'identifier des populations à risque de cancer et le déploiement d'un dépistage organisé pour les femmes de 50 à 75 ans ;

– l'accès aux innovations diagnostiques et thérapeutiques pour l'ensemble de la population, d'une part en établissant des critères d'agrément pour la pratique de la cancérologie, d'autre part en favorisant la diffusion et l'accessibilité aux recommandations de bonne pratique, et enfin en facilitant l'accès à la recherche clinique garante de la possibilité de pouvoir bénéficier de certains traitements avant l'heure.

Le deuxième Plan Cancer de 2009-2013, tout en consolidant les acquis du premier plan, a visé à réduire les inégalités de santé face aux cancers et améliorer la qualité de vie des patients pris en charge avant et après leurs traitements.

Un troisième Plan Cancer est en cours d'élaboration au moment même ou nous actualisons ce livre.

CHAPITRE 2

L'histoire naturelle des cancers du sein

Le cancer du sein existe sous des formes très variées, de par sa présentation, sa gravité potentielle ou son âge de survenue. Les éléments contenus dans ce chapitre ont pour but d'expliquer en quoi la connaissance des différentes formes de la maladie est essentielle pour élaborer une stratégie de traitement.

Si nous ignorons dans l'ensemble pourquoi le cancer du sein apparaît et se développe, la connaissance de ses mécanismes au niveau cellulaire est en progrès constant. Une description sans cesse plus fine des caractéristiques biologiques des tumeurs conduit à proposer des traitements adaptés à chaque type de cancer.

Certaines notions exposées ici pourront sembler rébarbatives. Leur lecture n'est nécessaire que si l'on souhaite qu'à la compréhension du « comment » soit dans la mesure du possible associée celle du « pourquoi ».

Le cancer

➤ *La naissance d'un ennemi*

La cellule et son code génétique

L'organisme est fait de près de 100 000 milliards de cellules, unités biologiques élémentaires. Les cellules sont regroupées en populations cellulaires spécialisées au sein des tissus qui eux-mêmes constituent les organes. Au sein de cette organisation d'une complexité hallucinante, chaque cellule doit remplir un rôle défini par sa famille, l'organe auquel elle appartient, et doit respecter un certain nombre de règles de comportement. Ces règles sont inscrites dans le code génétique, hérité des parents et contenu dans l'ADN des chromosomes du noyau cellulaire. Agissant un peu à la façon d'un programme informatique, le code génétique contient des informations qui sont lues et interprétées en fonction des besoins. Les unités d'information portent le nom de *gènes*. Toutes les cellules de l'organisme contiennent un code identique, mais seules certaines parties de ce code sont lues et interprétées selon le tissu ou l'organe auquel appartient la cellule. Quelques gènes sont toutefois d'utilité commune à l'ensemble des cellules, comme ceux qui commandent le comportement des cellules au sein des tissus : une règle de base par exemple est celle de l'*inhibition de contact*, qui fait qu'une cellule perd le pouvoir de se diviser si elle est environnée de toutes parts par d'autres cellules, empêchant ainsi la prolifération anarchique des tissus.

Si les cellules de l'organisme vieillissent et meurent, elles ont en effet pour la plupart le pouvoir de se reproduire pour assurer la régénération des tissus. Cette reproduction s'effectue par division cellulaire ou *mitose*. Au cours de cette division, la totalité du code génétique de la cellule mère se retrouve à l'identique dans la cellule fille, l'ADN ayant la particularité de se reproduire par création de copies conformes et complémentaires des deux brins qui le constituent.

Qu'une erreur survienne dans la copie d'un fragment même infime de l'ADN et le code deviendra inexact, l'interprétation en deviendra donc erronée. Plus grave encore, ce changement dans le code, ou *mutation*, sera automatiquement transmis lors des divisions suivantes.

Il existe un certain nombre de mécanismes régulateurs dont le rôle est de limiter les erreurs ou de les corriger, voire, quand les dégâts sont irréparables, de contraindre la cellule fautive à un véritable suicide nommé *apoptose*. Mais il arrive, notamment sous l'action de substances ou d'agents extérieurs nommés *agents mutagènes*, que ces mécanismes protecteurs soient dépassés et qu'une mutation s'installe et se pérennise.

Certains de ces agents mutagènes induisent l'apparition de cancers, ce sont les *oncogènes*. Les oncogènes peuvent être des agents extérieurs à l'organisme, certains sont connus de longue date comme le goudron ou les radiations ionisantes (rayons X, radioactivité). Cependant, il existe aussi au sein même du matériel génétique cellulaire des *gènes oncogènes*, normalement non fonctionnels, mais dont l'activité peut être réveillée par une mutation ou par l'action d'un oncogène extérieur.

L'anarchie dans l'organisation de la cellule

Quand une cellule devient cancéreuse, elle perd les règles communes de comportement. De membre discipliné d'un tout, l'organisme, la cellule devient autonome, vivant pour son propre compte aux dépens des ressources de l'ensemble. Elle perd l'inhibition de contact, se reproduit sans contrôle et sans limites, et forme une tumeur. Elle devient capable de créer des nouveaux vaisseaux sanguins pour irriguer et nourrir cette tumeur. Elle acquiert le pouvoir d'essaimer à distance dans l'organisme et de former des *métastases*. À plus ou moins longue échéance, le développement anarchique de ces populations cellulaires finit par épuiser les ressources de l'organisme ou provoquer des lésions viscérales irréversibles.

➤ *Les armes disponibles*

Une des caractéristiques des cellules malignes est qu'elles se reproduisent plus que les autres. De nombreux traitements vont donc agir au moment de la division cellulaire (mitose), qui est une phase où la cellule est fragile. En tuant la cellule en mitose ou en empêchant cette division, on atteint le but recherché. La chimiothérapie, la radiothérapie agissent de cette façon.

Pour un même type de cancer, des situations très différentes peuvent se présenter selon que l'aspect du tissu tumoral est relativement semblable au tissu originel (*cancer différencié*) ou au contraire qu'il en a perdu les caractéristiques (*cancer indifférencié*). Un cancer très indifférencié sera souvent plus agressif, avec une reproduction rapide de ses cellules. D'évolution plus préoccupante, il sera en revanche, du fait des mitoses très nombreuses, plus sensible aux traitements *antimitotiques, donc à la chimiothérapie*. À l'opposé, un cancer plus différencié sera sensible aux agents qui peuvent avoir pour cible le tissu normal : par exemple les traitements antihormonaux dans le cancer du sein.

Un médicament antimitotique voit souvent son efficacité s'amenuiser avec le temps. C'est le phénomène d'*échappement*, en règle générale dû à des mutations successives qui font qu'une population cellulaire initialement sensible à une drogue donnée voit se développer une *résistance*. C'est une des raisons pour lesquelles, plutôt qu'un seul antimitotique, on emploie souvent des associations de drogues. L'intérêt de telles associations est d'éviter de sélectionner des populations cellulaires résistantes, un peu comme on le fait avec les antibiotiques pour lutter contre une infection sévère. Par ailleurs, l'utilisation concomitante de deux produits de mode d'action différent renforce l'efficacité de chacun d'eux : ils agissent en *synergie*. Enfin, l'intérêt est également de pouvoir limiter les doses des produits à efficacité égale, afin d'éviter d'entraîner des effets secondaires toxiques trop sévères.

En effet, comme on peut l'imaginer, les traitements antimitotiques agissant essentiellement sur le mécanisme de division cellulaire, les tissus normaux de l'organisme qui sont à reproduction rapide vont être les victimes involontaires de ces traitements. Au premier rang de ces tissus, les cellules sanguines sont les plus atteintes par les effets secondaires de la chimiothérapie anticancéreuse : baisse des globules rouges (anémie), des globules blancs (leucopénie) ou des plaquettes (thrombopénie). Dans le même ordre d'idées, les cheveux, les muqueuses digestives, et en général tous les tissus à renouvellement rapide sont la cible d'effets secondaires qui devront, dans la mesure du possible, être prévenus ou traités pour leur propre compte.

➤ *Les stratégies de traitement*

La solution la plus directe pour l'éradication d'une tumeur cancéreuse est son ablation pure et simple, en général par la chirurgie. Dans un certain nombre de cas, nous y reviendrons, cela est suffisant. C'est donc la chirurgie et son complément la radiothérapie qui sont chargées du *traitement locorégional* de la tumeur. Mais, si elles sont efficaces sur la tumeur elle-même, chirurgie et radiothérapie ne suffisent pas à traiter le reste de l'organisme s'il se trouve que des cellules malignes ont déjà essaimé vers d'autres organes. Il peut en effet arriver que précocement existent à distance de microscopiques *métastases* qui risquent de se développer ultérieurement. Elles sont la justification de la prescription de certaines chimiothérapies et/ou de traitements antihormonaux complémentaires à la chirurgie. On parle alors de *traitement systémique*[1] *adjuvant.* Parfois ce traitement systémique est prescrit avant tout geste local sur la tumeur. On parle alors de traitement *néoadjuvant.* L'apparition de métastases décelables va pour sa part faire prescrire un nouveau traitement : on le nommera traitement de *1*re, *2*e,…, *énième ligne métastatique.*

Les protocoles de chimiothérapie en matière de cancer du sein sont bien codifiés. Le plus fréquemment prescrit à l'heure actuelle est par exemple le protocole « FEC » suivi de docétaxel, mais de nombreux autres sont indiqués en fonction des caractéristiques de la maladie et de son stade. L'hormonothérapie est aussi en constant développement et nous reviendrons bien sûr longuement sur les modalités de ces traitements.

La liste des voies de recherche est longue, les progrès lents mais constants. Nous en reparlerons un peu plus loin.

➤ *La recherche : les essais cliniques*

Même si les traitements utilisés sont maintenant assez fréquemment stéréotypés car efficaces, la recherche permanente d'amélioration des résultats conduit à développer de nouvelles méthodes thérapeutiques. Constamment, de nouveaux traitements sont élaborés, testés et utilisés. Leur mise au point est complexe, longue et nécessite des investissements humains et financiers lourds. Avant de pouvoir affirmer leur efficacité, plusieurs années de tests et d'essais en laboratoire sont nécessaires. Une fois leur efficacité admise, il est nécessaire de déterminer la dose optimale, la durée du traitement, le moment idéal de son administration au cours de l'évolution de la maladie, et bien sûr d'établir si sa toxicité peut être limitée

1. Qui traite l'ensemble de l'organisme, par opposition à un traitement local.

et mise en balance de façon positive avec son efficacité. Le rôle des *essais cliniques* est ici primordial.

Les essais cliniques sont à ce jour la seule façon réellement objective et scientifique de prouver l'efficacité d'un traitement.

Il existe plusieurs types d'essais cliniques, en fonction du degré d'avancement de la recherche. Les essais de *phase 1* et de *phase 2 (dits précoces)* étudient, sur un nombre relativement restreint de patients volontaires, efficacité, toxicité et doses de nouveaux médicaments seuls ou en association. Les essais de *phase 3* vont être effectués sur un grand nombre de patients dans le but de déterminer scientifiquement le bénéfice apporté par le traitement étudié, par rapport aux traitements déjà connus et utilisés comme standards au moment de la mise en place de l'essai.

Le plus souvent, il s'agit de comparer, dans une situation donnée, deux ou trois types de traitements, administrés à des patients volontaires et tirés au sort[2]. Les différentes options étudiées sont appelées les « *bras* » de l'étude. Le dépouillement des résultats se fait en comparant sur une période donnée, par une étude statistique, l'apparition d'*événements* et leur fréquence. Ces événements peuvent être par exemple l'apparition de complications, de métastases, du décès, ou au contraire l'absence de ces événements. Ce peuvent être aussi des éléments morphologiques concernant la tumeur, comme l'évolution de sa taille à plusieurs examens d'imagerie successifs. Les critères morphologiques ou les dosages biologiques permettent d'établir de façon objective et mesurable la *réponse* à un traitement dans une situation donnée. Les études statistiques sur les événements permettent de tracer des courbes de *survie* dans une situation donnée, en établissant le cas échéant des notions plus précises telles que la *survie sans progression*, la *survie sans rechute* ou encore la *survie spécifique*

2. Le franglais médical, en constante expansion, parle de « randomisation ».

qui exclut de l'étude les décès dus à des causes autres que la maladie étudiée.

Le caractère un peu brutalement technocratique de cet assemblage de chiffres et de notions statistiques est patent, mais c'est sa déshumanisation même qui rend son principe supportable : il s'agit ici de rechercher un progrès au travers de chiffres, et l'inclusion d'un patient dans une étude clinique ne modifie en rien la qualité et l'essence de sa relation avec son médecin.

C'est grâce à de telles études que l'on a pu scientifiquement démontrer l'efficacité de certaines drogues comme le tamoxifène ou le bénéfice en survie de certaines associations de chimiothérapie plutôt que d'autres et de nouvelles thérapies ciblées comme les traitements anti-HER2. Les études servent également à déterminer doses et durées d'administration optimales (si x + 2 mois de traitement ne font pas mieux que x mois, il est mieux de prescrire x mois).

Il est clair que la réalisation d'essais cliniques doit répondre à des impératifs scientifiques et surtout *éthiques* draconiens :

• La décision de réaliser un nouvel essai clinique doit être soumise à un comité d'éthique qui en valide le bien-fondé.

• L'accord formel du patient doit être recueilli (on parle de « consentement éclairé »), après l'avoir informé de la nature de l'essai, de ses modalités, des effets secondaires éventuels des traitements et de ses droits.

• Il est nécessaire que le but de l'essai soit clair, et qu'il ne mette pas en balance deux traitements dont l'un est connu pour être inefficace.

• Il faut que le résultat de l'essai, même s'il est supposé, ne soit pas connu *a priori*.

• Si un résultat intermédiaire fait ressortir de façon claire une perte de chances dans un des bras de l'étude, celle-ci doit être interrompue et tous les patients doivent bénéficier du traitement du bras optimal.

Pour être statistiquement exploitables, les essais cliniques doivent inclure le maximum de patients possible. Les essais précoces incluent habituellement quelques dizaines de patients et les essais de phase 3 plusieurs centaines. Une étude de phase 3 qui ne porterait que sur 20 patients dans chaque bras aurait une valeur statistique extrêmement faible : la *significativité* de l'étude croît avec le nombre de patients. C'est pourquoi la plupart des grandes études cliniques sont multicentriques, regroupant les ressources et les patients de plusieurs équipes et le plus souvent de plusieurs pays, avec des critères d'inclusion, un protocole et des sujets d'étude précis.

Il existe un autre type de travail scientifique consistant à compiler et comparer les résultats d'études antérieures. Ce travail, nommé *méta-analyse*, est souvent complexe car il s'agit de regrouper des travaux différents portant sur un nombre de patients très variable avec des sujets d'étude parfois un peu divergents. L'avantage est de pouvoir bénéficier de l'expérience acquise au sujet d'un nombre considérable de patients. C'est ainsi qu'ont été établis des résultats concernant par exemple l'efficacité de la chimiothérapie et son bénéfice sur la survie.

Les résultats sont présents. Certes on meurt encore du cancer du sein, mais, malgré l'augmentation du nombre de nouveaux cas, la mortalité ne suit pas la même croissance et, comme nous le verrons, a même tendance à stagner. Tous les facteurs sont sans doute en cause : précocité du diagnostic grâce au dépistage, meilleure efficacité des traitements, optimisés dans leur indication et leur prescription. Le combat continue.

Le sein

Les traités d'anatomie décrivent le sein comme l'organe de la lactation. D'autres ouvrages, dans d'autres disciplines, le décrivent qui comme l'organe symbole de la féminité, qui comme un organe érogène, qui comme un symbole de tendresse maternelle ou encore comme un refuge. La langue française, en donnant au mot sein des sens variés, a contribué à enrichir le sujet.

S'en tenir à un seul de ces aspects est bien sûr réducteur, mais le présent ouvrage a pour objet principal la description d'une maladie et de ses traitements. Même si l'aspect psychologique et affectif qui s'y rattache ne manquera pas d'être évoqué, nous devons avant tout nous consacrer à l'étude du cancer et, partant, décrire pour l'instant les aspects anatomiques, microscopiques et physiologiques du sein.

➤ *Un peu d'anatomie*

L'ébauche mammaire apparaît au cours du développement de l'embryon, dans un dédoublement d'un mince feuillet qui tapisse la face profonde de la peau. Le sein est donc une annexe de la peau. Il partage d'ailleurs certaines caractéristiques avec les glandes sébacées.

Les ébauches mammaires embryonnaires apparaissent sur une ligne virtuelle s'étendant de la région de l'aine à la région de l'aisselle, la *crête mammaire.* Plusieurs bourgeons glandulaires apparaissent, vestiges de lointains ancêtres qui, comme certains animaux, possédaient plusieurs paires de mamelles. Seuls les deux bourgeons en situation thoracique antérieure persisteront. Il n'est toutefois pas rare d'observer dans les deux sexes l'existence de seins surnuméraires, toujours situés sur cette ligne allant de l'aine à l'aisselle. Ces seins *ectopiques* ou *aberrants* restent en règle générale rudimentaires.

La glande mammaire est à la naissance très semblable chez les garçons et les filles et, hormis une brève poussée de croissance au moment de la naissance, parfois accompagnée d'une sécrétion pseudo-lactée (« lait de sorcière »), reste en sommeil jusqu'à la puberté.

Sous l'influence hormonale de la puberté, la glande va se développer plus ou moins rapidement, avec un volume et des proportions variables. Les garçons ne sont pas en reste et ont, à la puberté, un certain degré de développement mammaire qui reste presque toujours très modeste mais peut parfois prendre des proportions esthétiquement gênantes (*gynécomastie*).

> Cette parenthèse permet de signaler que la glande mammaire existe bel et bien chez l'homme et peut être le siège d'un cancer, qui n'est pas exceptionnel (1 à 2 % des cancers du sein surviennent chez l'homme).

➤ *Les différents tissus*

Le sein féminin adulte est fait d'un assemblage en proportions variables de tissu graisseux, de tissu conjonctif ou de soutien et de la glande proprement dite (*figure 1*). Le tissu glandulaire du sein est de couleur blanche ou grisée, de consistance souple et ferme. La proportion des différentes structures du sein varie avec l'âge, les variations de poids, l'influence hormonale. Une femme âgée aura un sein majoritairement graisseux, au contraire de l'adolescente chez qui le tissu glandulaire prédomine.

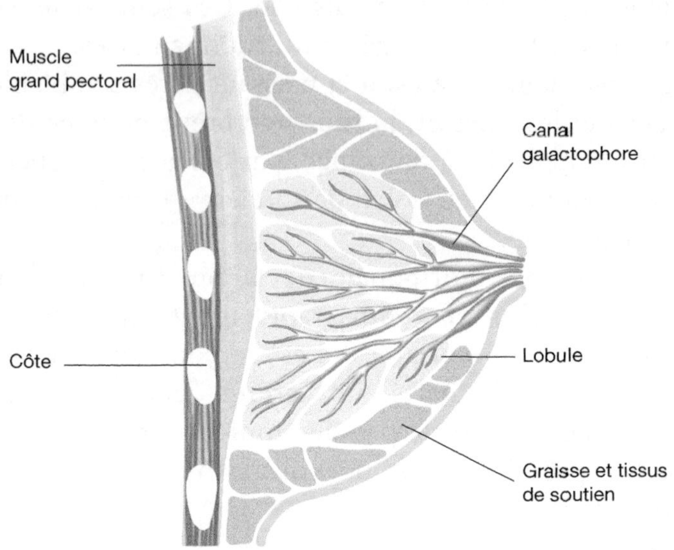

Figure 1. Le sein normal.

L'usage médical est de décrire le sein en quatre *quadrants* selon deux lignes imaginaires, l'une verticale et l'autre horizontale se croisant au niveau du mamelon. On parle ainsi de quadrant supéro-externe, inféro-externe, etc., ou de l'union des quadrants supérieurs, ou inférieurs, etc. Cette dénomination a le mérite d'être simple et parlante, mais ne correspond à aucune réalité anatomique.

Le sein est irrigué par des artères et des veines venant de la paroi thoracique et de l'aisselle. Leur connaissance anatomique précise est indispensable au chirurgien, mais leur description sort du cadre de ce livre.

En revanche, l'anatomie des vaisseaux lymphatiques du sein mérite d'être évoquée car elle revêt une importance cruciale, s'agissant d'une voie de propagation essentielle des cancers du sein (*figure* 2). Ces vaisseaux lymphatiques drainent le tissu mammaire vers les *ganglions* lymphatiques de la *chaîne mammaire externe* situés dans le creux axillaire, puis vers la base du cou (creux sus-claviculaire), mais également vers la *chaîne mammaire interne* qui est située à côté du sternum, en arrière des cartilages costaux.

Le sein comporte également une riche innervation sensitive, en particulier au niveau de l'aréole et du mamelon. Ces nerfs sont issus de la paroi thoracique.

Le tissu glandulaire est formé de structures microscopiques, les *lobules*, s'abouchant dans des canaux excréteurs, les canaux *galactophores*[3]. Ces canaux convergent les uns avec les autres pour former des canaux de calibre croissant, jusqu'à donner les canaux galactophores principaux qui, au nombre d'une quinzaine, s'abouchent au niveau du mamelon.

Ces structures élémentaires que sont les canaux et les lobules sont tapissées intérieurement par des cellules glandulaires qui forment un *épithélium*.

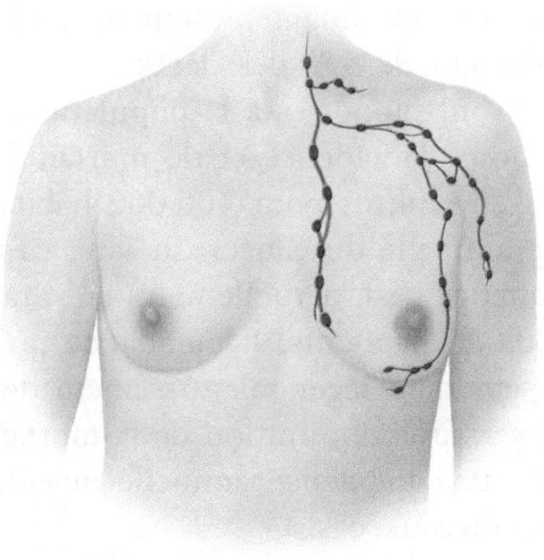

Figure 2. Les ganglions du sein.

3. Littéralement : « qui conduisent le lait ».

Canaux et lobules sont extérieurement séparés du tissu conjonctif de soutien par une fine structure, la membrane basale. Nous verrons que cet élément est une barrière essentielle dont le respect ou au contraire le franchissement par les cellules malades est un facteur fondamental de compréhension des différentes formes de la maladie.

Le cancer du sein

➤ *Les chiffres*

Les données épidémiologiques dont nous disposons proviennent dans l'ensemble de *registres* qui compilent les données recueillies au niveau départemental.

On estime qu'en l'an 2011 le nombre de nouveaux cas de cancer du sein s'est élevé en France à 53 000 et le nombre de décès est resté stable à 11 500. Cela correspond sur les vingt dernières années à une augmentation de 60 % de nouveaux cas, mais seulement de 5 % des décès.

Ces chiffres sont rapportés à la population, permettant de définir les notions d'incidence et de mortalité. Ces concepts sont exprimés en chiffres pour 100 000 habitants.

L'incidence annuelle du cancer du sein, c'est-à-dire *grosso modo* sa fréquence, est actuellement en France d'environ 99,7 pour 100 000 habitants. La tendance prévisible semble aller dans le sens d'un léger ralentissement de croissance de l'incidence et vers une diminution de la mortalité, mais il est prévu en 2030 une incidence annuelle *mondiale* de près de 1 million de nouveaux cas.

La mortalité par cancer du sein est de 16 pour 100 000 habitants, témoignant par rapport à l'incidence, beaucoup plus importante, qu'une très grande majorité des cancers du sein sont actuellement guéris par les traitements. La *survie relative*, établie à partir des données de la période 1989-1997, retrouve un taux de 97 % à un an et de 85 % à cinq ans.

Il existe en France des disparités géographiques de ces chiffres et en particulier de la mortalité. Celle-ci est élevée en région parisienne et dans le Nord, plus faible en Bretagne et dans le Sud-Ouest.

Si l'on étudie les données internationales, la France se situe dans le groupe à haut risque avec une incidence élevée et une mortalité moyenne. On constate à la lecture des chiffres une sorte de clivage entre d'une part les pays très industrialisés où l'incidence est forte (sauf au Japon), et d'autre part les pays à faible niveau économique. Les facteurs environnementaux semblent déterminants comme en atteste l'exception japonaise : l'incidence est très faible dans ce pays, mais les Japonaises émigrant aux États-Unis voient leur risque rattraper celui de la population environnante en une ou deux générations. Aucune explication n'est toutefois totalement satisfaisante pour expliquer une disparité d'incidence qui peut être de l'ordre d'un facteur 5.

Il n'existe aucune corrélation entre incidence et mortalité, l'étude du rapport entre ces deux chiffres ressortant clairement en faveur des pays « riches » où la mortalité est faible au regard de l'incidence. L'explication est ici simple, mettant en cause la qualité du dépistage et celle de l'ensemble de la filière de traitement, bénéficiant à l'évidence aux pays dits développés.

➤ *L'âge de survenue*

Le cancer du sein est majoritairement une affection de la maturité : la *médiane* de survenue, c'est-à-dire la moyenne des âges extrêmes est de 61 ans sur les données épidémiologiques françaises de 2005. La fréquence de survenue croît régulièrement avec l'âge, c'est-à-dire que le nombre de cas observés est d'autant plus important que l'âge est élevé.

Le cancer du sein est exceptionnel avant 20 ans. La fréquence de son apparition entre 20 et 30 ans semble en croissance constante, mais elle est en fait parallèle à l'augmentation globale actuelle de l'incidence à tous les âges.

➤ *Les facteurs de risque*

Certaines femmes sont plus exposées que d'autres au risque de cancer du sein.

> Les épidémiologistes et les statisticiens ont étudié les facteurs de risque, qu'ils expriment par la notion de risque relatif ou RR. C'est un facteur multiplicateur du risque de la population générale, lequel est par définition égal à 1. Par exemple un RR = 1,2 signifie un risque de 20 % de plus que la moyenne de présenter un cancer du sein au cours de sa vie.

Les facteurs de risque sont de nature variée et peuvent se cumuler.

> Ces chiffres sont indicatifs et ne correspondent qu'à l'expression d'une probabilité. On observe souvent des cancers du sein chez des patientes ne présentant aucun facteur de risque et, à l'opposé, l'existence d'un risque même très significatif n'implique nullement la survenue obligatoire d'un cancer.

Le climat hormonal[4]

La durée de la *période d'activité génitale* est un élément connu comme modificateur du risque. Ainsi une puberté précoce et une ménopause tardive sont des situations où le risque de survenue d'un cancer du sein est augmenté de 20 à 40 % (risque relatif = 1,2 à 1,4). L'absence de grossesse (**nulliparité**) représente un risque relatif de plus de 2, de même qu'une **première grossesse tardive**. À l'opposé, une nombreuse descendance a un effet protecteur. L'allaitement a été, un temps, considéré comme protecteur, mais cette hypothèse ne semble pas confirmée. Une **ménopause précoce**, avant 40 ans, est une situation où le risque est fortement *diminué* : environ 50 % (risque relatif = 0,5). Cela est vérifié même si la ménopause est artificielle par exemple du fait d'une ablation des ovaires.

> D'une manière générale, il a été montré qu'il existait une corrélation entre le risque individuel de cancer du sein et le taux d'hormones sexuelles (œstrogènes) circulant dans le sang.

Il n'existe pas d'explication réellement satisfaisante à ces constatations. Une théorie courante est celle de la *fenêtre œstrogénique,* selon laquelle une exposition prolongée aux œstrogènes sans que soit également présente la progestérone favoriserait le risque en stimulant la prolifération des cellules du sein. En effet, la puberté précoce et la ménopause tardive sont des situations où existent des *cycles anovulatoires*, donc sans sécrétion de progestérone par le corps jaune alors que l'ovaire sécrète des œstrogènes. À l'opposé, la grossesse est une situation où le taux de progestérone

4. Voir l'annexe I : « Comprendre… le système de régulation des hormones sexuelles féminines ».

circulante est élevé grâce au placenta, ce qui « protégerait » donc le sein. Cette théorie est controversée mais a le mérite de la simplicité.

> Il peut sembler paradoxal que le cancer du sein soit nettement plus fréquent *après* la ménopause, alors même que cesse cette stimulation hormonale considérée comme ayant un rôle majeur dans la promotion du cancer. C'est souligner que la genèse du cancer est due de toute évidence à l'action de multiples facteurs, et ce sur une très longue durée.

La contraception orale ne semble pas provoquer d'augmentation du risque de cancer du sein dans la population générale. Toutefois, chez les femmes présentant un risque personnel élevé, beaucoup de médecins hésitent à la prescrire.

Elle est, en tout état de cause, contre-indiquée en cas d'antécédent personnel de cancer du sein.

Le traitement hormonal substitutif de la ménopause (THSM) est l'objet d'une très sérieuse remise en cause actuelle.

Des études anglo-saxonnes, dont la récente étude WHI[5], portant sur de très nombreuses femmes avec un suivi prolongé, ont montré une augmentation du risque de cancer du sein chez les femmes prenant un traitement substitutif. Certes, ces études ont porté sur l'administration de doses supérieures à celles qui sont administrées en France, mais les résultats préliminaires d'études effectuées dans des conditions et à des doses cette fois-ci comparables semblent aller dans le même sens. Le risque relatif retrouvé est variable selon les études, mais presque toujours supérieur à 1.

5. Women Health Initiative.

Une actualisation des données de l'étude WHI ainsi que d'autres données disponibles rendent toutefois difficile l'établissement d'un lien indiscutable entre les différents THSM et l'augmentation de risque du cancer du sein, lien qui reste cependant très vraisemblable.

Le bénéfice que l'on peut attendre du traitement substitutif est-il alors supérieur au risque potentiel qu'il induit ? Les troubles occasionnés par la ménopause sont de nature variée et la réponse à cette question nécessite de les évoquer individuellement :

• Le risque osseux : la prévention du risque de fracture lié à l'ostéoporose est le principal argument des tenants du traitement hormonal substitutif. Il existe effectivement une diminution du risque fracturaire chez les femmes traitées. Toutefois, il a été montré que les patientes à forte minéralisation osseuse sont souvent celles qui ont un taux d'œstrogènes naturels circulants élevé et qui présentent donc un risque accru de cancer du sein sous traitement hormonal. Celui-ci devrait donc en toute logique être précédé d'un bilan osseux avec ostéodensitométrie, permettant d'écarter les candidates chez qui le risque osseux est faible ou inexistant : le bénéfice serait chez elles inférieur au risque.

• Le risque cardio-vasculaire : de façon surprenante, alors que l'on pensait que le traitement hormonal substitutif avait un effet protecteur cardio-vasculaire, les études anglo-saxonnes ont montré une augmentation du risque d'infarctus chez les femmes traitées[6].

6. Les conditions de ces études incitent toutefois encore à une certaine réserve dans l'interprétation des résultats.

• La qualité de vie : chez de nombreuses femmes, le traitement substitutif permet d'améliorer bouffées de chaleur, sécheresse vaginale, prise de poids, troubles psychoaffectifs.

La tendance consensuelle actuelle, sans rejeter systématiquement le traitement substitutif, est d'encadrer sa prescription de façon rigoureuse, en réservant par exemple la prescription aux patientes ayant les caractéristiques suivantes :

- existence d'une déminéralisation osseuse ;
- taux d'œstrogènes naturels circulants bas ;
- absence de risque ou d'antécédent personnel sévère de maladie cardio-vasculaire ;
- existence de troubles climatériques[7] invalidants comme les bouffées de chaleur ;
- absence de risque personnel significatif de cancer du sein, comme l'existence d'une mastopathie proliférante atypique (*cf. infra*).

La prescription éventuelle devra être prudente :

- surveillance clinique régulière et mammographique annuelle ;
- prescription à la dose minimale efficace pour une période d'un an ;
- réévaluation annuelle du rapport bénéfice/risque. Cela inclut la réalisation d'une « fenêtre » de traitement permettant de juger à nouveau de la sévérité des troubles liés à la ménopause en l'absence de traitement hormonal ;
- évaluation lors de cette période d'arrêt de l'efficacité alternative de traitements non hormonaux ;
- prescription d'une durée totale n'excédant pas cinq à sept ans.

---

7. En rapport avec la ménopause.

Dans ces conditions, et sous réserve d'une information correcte des patientes candidates, ce traitement reste une prescription licite en particulier pour la préservation du capital osseux.

Une maladie mammaire préexistante

À la différence d'autres organes comme le côlon ou le col de l'utérus, il n'existe pas à proprement parler d'« état précancéreux » au niveau du sein. Les *mastopathies à risque* sont des états qui présentent des risques variables de cancer ultérieur, mais dont l'évolution vers la malignité n'est pas inéluctable.

Leur diagnostic est en général porté lors d'une biopsie ou d'une intervention antérieure, motivée par une anomalie à l'examen ou à la mammographie, ou lors d'un prélèvement systématique, en chirurgie esthétique par exemple.

Le terme de mastopathie recouvre, dans la pratique, tout un éventail d'aspects microscopiques dont le diagnostic peut être difficile tant l'évolution est quasiment insensible d'un stade à l'autre.

Aux deux extrémités de l'échelle, on a :

• Les mastopathies non proliférantes, qui ne modifient pas le risque.

• Les mastopathies proliférantes avec atypies cellulaires, pouvant augmenter le risque jusqu'à un facteur 4. La **prolifération** correspond à l'apparition de *plusieurs couches cellulaires épithéliales* à l'intérieur des canaux (normalement les canaux sont tapissés d'une seule couche cellulaire). Il s'agit de cellules non cancéreuses mais présentant déjà ici des ***atypies*** qui les rendent suspectes. La différence d'aspect microscopique avec un cancer est parfois très ténue et représente un des diagnostics les plus difficiles à porter pour les anatomopathologistes, car les conséquences thérapeutiques seront bien sûr différentes. Il n'existe pas de réel consensus quant à la conduite à tenir en présence d'une mastopathie proliférante avec atypie, mais on a de plus en plus recours à la chirurgie.

• Il existe de multiples intermédiaires entre ces deux extrêmes.

• Comme nous le reverrons, il existe une forme particulière nommée *carcinome lobulaire in situ*. Contrairement à ce que laisse supposer ici la dénomination de carcinome, cette forme n'est actuellement plus considérée comme une lésion maligne à proprement parler, mais comme un marqueur de risque élevé d'apparition d'un cancer ultérieur. Aussi, plutôt que de carcinome, les pathologistes préfèrent-ils souvent parler de *néoplasie* lobulaire *in situ* (LIN).

> Les mastopathies constituent un terrain de prédilection pour les études sur la prévention médicamenteuse du cancer du sein.

En dehors de ces cas, il existe d'autres affections bénignes dont certaines sont associées à un risque de cancer du sein, comme la *papillomatose multiple*, ou encore la *cicatrice radiaire*[8].

L'environnement et le mode de vie

Nous avons évoqué plus haut le cas des femmes japonaises dont le risque personnel de cancer du sein subissait une augmentation considérable quand elles émigraient aux États-Unis. Ce fait, comme d'autres, met en lumière l'influence certainement importante de l'environnement et du mode de vie.

• L'alimentation : il existe une forte corrélation entre obésité et cancer du sein, surtout après la ménopause. Le mécanisme de cette relation est complexe mais les facteurs alimentaires liés à ce surrisque sont connus. La surconsommation de graisses animales semble nettement en cause. Les acides gras poly-insaturés type oméga-3, l'acide linolénique

8. Parfois encore appelée nodule d'Aschoff.

en association avec la vitamine E auraient en revanche un rôle protecteur. De même, l'effet antioxydant et protecteur anticancer des fruits et légumes est connu. Les folates contenus dans le foie et les céréales ont un effet protecteur surtout en cas de consommation d'alcool. Les données concernant l'effet des phyto-œstrogènes (soja) sont actuellement contradictoires.

> La détermination d'un régime idéal anticancer n'est pas pour autant simple : tout au plus peut-on recommander assez banalement une alimentation équilibrée excluant les excès d'alcool et de graisses animales et favorisant poissons, fruits et légumes. Le régime type « crétois » apporte quant à lui les lipides protecteurs.

• La sédentarité semble jouer un rôle, même en dehors de l'obésité avec laquelle elle est par ailleurs corrélée. On estime qu'une activité physique régulière même modérée réduit d'au moins 20 % le risque individuel de cancer du sein.

• La consommation d'alcool est un facteur de risque établi, mais le tabac ne semble pas directement responsable de ce cancer-là.

• Les polluants, en particulier la dioxine, semblent augmenter significativement le risque.

• Les radiations ionisantes : l'exposition massive, prolongée, aux rayons X, à la radioactivité, augmente le risque de cancer du sein. La réalisation régulière de mammographies ne délivre pas de doses élevées de radiations et n'entraîne pas d'élévation du risque. En revanche, une exposition prolongée à la radioactivité l'augmente significativement (risque relatif = 2 à 4).

Le risque familial

> L'existence de familles à risque est connue depuis longtemps, mais les cas réellement familiaux représenteraient moins de 10 % des cancers du sein.

La grande fréquence du cancer du sein fait qu'il n'est pas rare d'évoquer l'existence d'un autre cancer chez une parente plus ou moins proche. En l'absence de critères plus précis, on considère ces cas comme des cancers *sporadiques* et non familiaux ; ils peuvent par ailleurs partager dans leur genèse les mêmes causes environnementales sans que la génétique soit forcément en cause.

Une véritable histoire de multiples cancers du sein dans la famille très proche est en revanche un facteur de risque reconnu, dont l'importance est variable. Le risque maximal est représenté par l'existence d'un cancer du sein bilatéral chez une parente au premier degré (mère, sœur, fille). Le risque relatif est ici supérieur à 4. Un cancer unilatéral chez une parente au premier degré multiplie le risque par un facteur 2 à 3. Si le lien de parenté est au deuxième degré (cousine, grand-mère, tante), le RR n'est plus que de 1,5.

Le risque est augmenté si le cancer s'est déclaré de façon précoce chez la parente.

> Dans les cas de familles présentant un grand nombre de cas de cancers du sein à des degrés proches, il est maintenant possible de rechercher l'existence d'anomalies génétiques : c'est le rôle de la consultation d'***oncogénétique***.

LES GÈNES RESPONSABLES

Il existe plusieurs gènes de prédisposition aux cancers en général. Parmi eux, deux sont très spécifiquement associés au risque de cancer du sein et portent le nom de **BRCA** (*BReast CAncer*) 1 et 2.

> La transmission de ces gènes se fait sur le mode autosomique dominant : la transmission par le parent porteur se fait vers 50 % de la descendance, **filles et garçons**. Le gène muté peut être transmis par le père ou la mère.

- Une mutation de BRCA1 multiplie le risque par 10. Elle entraîne un risque de 80 % de présenter un cancer du sein au cours de la vie (le risque de base de la population française est de 8 %). Elle est par ailleurs associée à un risque élevé de cancer de l'ovaire. Cette mutation serait présente chez 0,1 à 0,2 % des femmes.
- BRCA2 conférerait un risque mammaire et ovarien un peu plus faible. Sa mutation semble être en cause dans les cancers du sein masculins.
- Il existe un taux de mutation BRCA1 et 2 significativement plus élevé chez les femmes d'origine juive ashkénaze, chez qui furent découvertes initialement ces mutations.
- D'autres gènes de prédisposition peuvent être impliqués dans des formes familiales de cancers, notamment le syndrome de Li Fraumeni[9] ou la perte de CDH1[10].

Une demande de consultation d'oncogénétique est licite à partir du moment où existe un risque familial réellement significatif (par exemple plus de deux parentes au premier

9. Maladie héréditaire portant sur la mutation d'un gène impliqué dans le maintien du patrimoine génétique (p53).
10. Perte d'un gène suppresseur de tumeur augmentant le risque de cancers lobulaires du sein et de cancers de l'estomac.

degré ou une parente au premier degré et deux parentes au deuxième degré). Elle est par ailleurs systématiquement proposée par certaines équipes en cas de cancer apparaissant avant 35 ans, voire avant 40 ans lorsqu'il s'agit de cancers du sein n'exprimant ni les récepteurs hormonaux (œstrogènes et progestatifs) ni HER2 (tumeurs dites « triples négatives »).

Le généticien établit puis examine alors attentivement l'arbre généalogique de la consultante et détermine s'il est nécessaire de réaliser la recherche d'une mutation. Cet examen est simple (prise de sang), mais ses résultats prennent actuellement plusieurs mois. Il n'est réalisé qu'après que la patiente, dûment informée, a été entendue par un psycho-oncologue, et a donné son accord formel lors d'une seconde consultation. Il est en effet essentiel, avant de poursuivre, de comprendre les conséquences éventuelles de cette consultation et de sa suite logique, recherche et, le cas échéant, annonce de la mutation. La patiente, souvent issue d'une longue lignée émaillée de drames familiaux en rapport avec la maladie, se trouvera du fait du diagnostic génétique confrontée à un avenir et des décisions qu'elle peut avoir peine à assumer et dont elle ne soupçonne pas toujours la nature.

LES CONSÉQUENCES

En effet, la question essentielle concernant ce « dépistage génétique » est bien de connaître les conséquences qu'il conviendra de tirer de la découverte d'une éventuelle mutation :

- **En termes de dépistage**, la constatation d'une mutation avérée doit faire poser la question d'une recherche de BRCA chez les autres membres de la famille, en particulier la descendance. La surveillance attentive de ces femmes à risque est bien évidemment l'action minimale à entreprendre. La réalisation précoce et répétée de mammographies de bonne qualité doit être systématiquement proposée. En cas de mutation avérée du BRCA, il a été proposé une surveillance par IRM, susceptible de découvrir des tumeurs à un stade très précoce, en particulier chez les femmes jeunes avec des seins très denses chez qui l'interprétation des mammographies est difficile[11].

• **En termes de prévention**, même si des essais médicamenteux ont été réalisés avec des résultats intéressants, la protection conférée est loin d'être absolue. Cette **prévention médicamenteuse**[12] semble difficile concernant une maladie dont les facteurs de causalité sont loin d'être tous connus et sont en tout cas souvent multiples. Son application en matière de mutation du BRCA est très controversée.

• **La chirurgie préventive** est assez répandue outre-Atlantique mais n'a longtemps été considérée que comme une option en France, même si les mentalités sont en pleine évolution sur ce sujet. Elle constitue actuellement le centre d'un débat. Quels en sont les éléments ?

- Une mutation du BRCA1 confère, nous l'avons vu, un risque *cumulé* de 80 % au cours de la vie. Même s'il est élevé, ce risque n'est pas de 100 %. De plus, s'agissant d'un risque cumulé, le cancer peut très bien n'apparaître que dans la 7e ou 8e décennie de la vie. En revanche, une patiente ayant déjà présenté un cancer du sein et chez qui on met en évidence cette mutation présente un risque personnel très élevé de récidive locale ou surtout de cancer de l'autre sein.

---

11. L'indication de ces IRM de surveillance paraît d'autant plus logique que des études récentes s'interrogent sur les conséquences éventuellement délétères des mammographies répétées chez les porteuses d'une mutation BRCA1. L'IRM est un examen non irradiant.

12. Voir l'annexe II : « Comprendre… la prévention médicamenteuse du cancer du sein ».

– La surveillance rapprochée permet en théorie de détecter des cancers à un stade précoce. Cela étant dit, il existe des situations où la surveillance clinique et mammographique peut être difficile et prise en défaut, en particulier sur des seins cicatriciels ou présentant une densité élevée (femmes jeunes), ou une maladie bénigne préexistante rendant leur analyse délicate.
– L'âge auquel cette chirurgie est proposée est un paramètre important. En effet, le bénéfice attendu en termes de réduction du risque de cancer est d'autant plus élevé que la patiente est jeune. La démarche d'acceptation d'une mastectomie bilatérale chez une femme de 30 ans peut être lourde, mais ce geste n'aurait pratiquement pas d'intérêt chez une septuagénaire.
– Les principes techniques de la chirurgie préventive sont les suivants : la *mastectomie sous-cutanée* consiste en l'ablation du sein en laissant en place toute son enveloppe cutanée, y compris l'aréole et le mamelon. Cette intervention n'a pas toujours eu bonne presse : elle est parfois difficile en particulier en cas de sein volumineux, et surtout, elle laisse en place derrière le mamelon un peu de tissu glandulaire qui peut théoriquement être plus tard le siège d'un cancer (2-3 %). Elle a longtemps laissé la place à la mastectomie avec conservation de l'étui cutané que les Anglo-Saxons nomment *skin sparing mastectomy*. Cette intervention sacrifie l'aréole et le mamelon et est donc plus complète. Elle pose bien sûr aussi de ce fait des problèmes psychologiques, esthétiques et sexuels spécifiques. Cependant, à la lumière d'études récentes, la tendance actuelle est à nouveau à la conservation du mamelon et de l'aréole lors des mastectomies préventives, la preuve semblant faite que le risque théorique entraîné par cette conservation est en fait insignifiant sous réserve d'une technique adéquate. Ces interventions ne se conçoivent

à l'heure actuelle qu'assorties d'une reconstruction immédiate. L'information sincère et objective des patientes ne doit pas passer sous silence le fait que cette chirurgie peut dans certains cas être difficile et ses résultats parfois décevants.

– La décision de réaliser une mastectomie préventive est donc à l'évidence délicate. Elle n'est jamais prise de façon isolée ni dans la précipitation. Elle doit être le fait d'un collège d'experts après examen attentif du dossier. Elle doit tenir compte de l'âge de la patiente et bien sûr et surtout de son souhait après information éclairée, notamment au sujet de son risque personnel. Une assistance psychologique est systématiquement proposée.
– Le dépistage d'un cancer de l'ovaire débutant étant plus hasardeux et le pronostic de cette maladie étant plus réservé que celui d'un cancer du sein, il est proposé à toutes les patientes porteuses d'une mutation génétique prédisposant au cancer de type BRCA1 ou BRCA2 de procéder à une annexectomie (ablation des ovaires et des trompes) entre 40 et 45 ans. Ce geste réduit drastiquement le risque de cancer de l'ovaire et donc le risque de mortalité lié à ce cancer et par ailleurs réduit également l'incidence des cancers du sein du fait de la déprivation hormonale œstrogénique qui s'ensuit.

➤ *Les différents types de cancers du sein*

Dans la quasi-totalité des cas, le cancer du sein naît à partir des cellules épithéliales des canaux ou des lobules (*figure* 3). De tels cancers sont nommés *adénocarcinomes*. Le préfixe adéno- signifie l'origine glandulaire de la tumeur. Il est souvent omis en matière de cancer du sein.

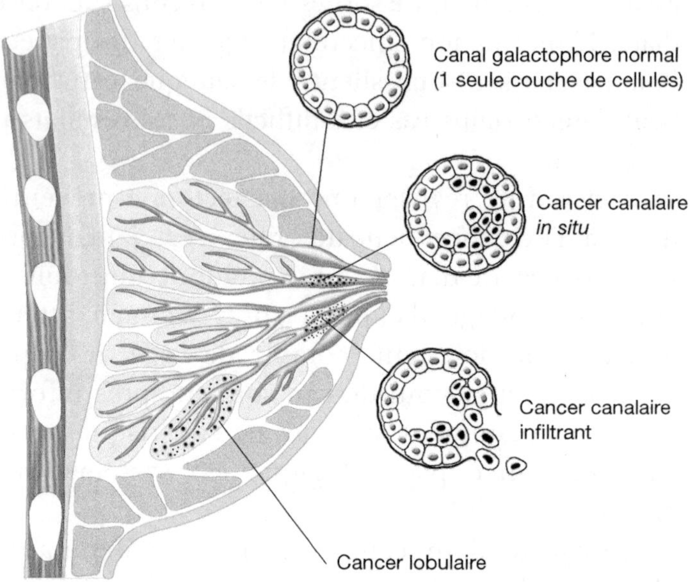

Figure 3. Les différents types de cancers.

L'énumération de définitions qui suit pourra sembler fastidieuse, mais elle est fondamentale à assimiler pour comprendre les différentes formes de la maladie et leurs conséquences thérapeutiques.

• Selon l'origine canalaire ou lobulaire, on parlera de *carcinome canalaire* ou de *carcinome lobulaire.*

• Selon que la prolifération reste confinée à l'intérieur des structures que sont les canaux et les lobules, ou qu'au contraire elle a effondré la membrane basale (dont nous avons vu l'importance) et pénétré dans le tissu conjonctif environnant, on parlera de *carcinome in situ* ou de *carcinome infiltrant.*

En combinant ces deux notions, on décrit quatre types de cancers du sein :

– carcinome canalaire *in situ* ;
– carcinome canalaire infiltrant ;

– carcinome lobulaire *in situ* ;
– carcinome lobulaire infiltrant.

Des synonymes existent à ces dénominations et peuvent être rencontrés dans des comptes rendus d'anatomopathologie. Par exemple le carcinome canalaire *in situ* peut être appelé carcinome intracanalaire ou encore carcinome intragalactophorique. Ce sont des équivalents stricts.

Les autres variétés de cancers du sein sont beaucoup plus rares. Nous les évoquerons chemin faisant.

Les cancers *in situ*

Dans la majorité des cas, il n'y a aucun symptôme, aucune tumeur, aucune douleur, aucune anomalie et c'est la mammographie de dépistage systématique qui en permet le diagnostic.

Autrefois considérés comme relativement rares, les cancers *in situ* voient leur fréquence augmenter, parallèlement au développement des campagnes de dépistage.

La mammographie montre, le plus souvent, l'existence de toutes petites images, à la limite de la visibilité, que l'on nomme *microcalcifications*. Nous en retrouverons la description quand nous aborderons le chapitre consacré à la mammographie.

Actuellement, on ne considère plus le carcinome **lobulaire** *in situ* comme une lésion maligne à proprement parler, mais comme une sorte de marqueur de risque de survenue d'un cancer ultérieur, un peu comme une des mastopathies à risque dont nous avons déjà parlé au chapitre précédent. Plutôt que de carcinome, on parle donc de **néoplasie lobulaire** *in situ*. C'est donc le **carcinome canalaire** *in situ* qui nous intéressera ici.

Le plus souvent, le diagnostic de carcinome canalaire *in situ* est porté par biopsie après découverte des microcalcifications à la mammographie.

Il existe, à l'instar des cancers infiltrants, des *grades de malignité* permettant de classer les cancers canalaires *in situ* en fonction du degré de différenciation cellulaire (haut, moyen et bas grade). Enfin, une forme particulière souvent rencontrée est le ***comédocarcinome*** : il s'agit d'un carcinome canalaire *in situ* souvent de haut grade, qui présente des aspects de cellules *nécrosées* à l'intérieur des tubes glandulaires. On s'en aperçoit même macroscopiquement, car, en pressant la zone malade, on aperçoit de toutes petites *vermiotes* blanchâtres qui sortent du tissu pressé, un peu comme certaines lésions de la peau (d'où le préfixe comédo-). Il existe un aspect radiologique de microcalcifications assez spécifiquement associé au comédocarcinome, classé ACR5[13]. La prise en compte du degré de malignité des carcinomes intracanalaires pour les indications du traitement ne fait pas l'objet d'un consensus : certaines équipes n'en tiennent pas compte, d'autres considèrent que l'agressivité particulière de ces formes requiert une attitude spécifique.

Porter le diagnostic de carcinome canalaire *in situ*, c'est annoncer une bonne et une mauvaise nouvelle.

La bonne nouvelle : le cancer ici est confiné à l'intérieur des canaux. N'ayant pas franchi la frontière vers l'extérieur, il ne se dissémine pas vers le reste de l'organisme, ganglions ou organes distants. Il n'y a pas de risque métastatique. Il n'y aura pas de chimiothérapie, pas d'hormonothérapie : tout se résume au traitement local qui, correctement conduit, va assurer la *guérison*.

La mauvaise nouvelle : la conduite de ce traitement local n'est pas toujours simple. Même si un traitement conservateur

13. Voir « La mammographie » au chapitre suivant.

est souvent possible dans les formes limitées, le traitement standard a longtemps été l'ablation du sein (mastectomie). La raison en est que les lésions de carcinome *in situ* peuvent être relativement étendues, voire diffuses à l'ensemble du sein : dans certains cas l'image radiologique de microcalcifications peut être sensiblement plus petite que l'étendue réelle de la maladie, un peu comme la partie émergée d'un iceberg, ce qui peut conduire à la réalisation d'un geste chirurgical insuffisant. L'IRM, longtemps considérée comme peu fiable en matière de carcinomes intracanalaires, semble en fait d'un appoint utile en montrant souvent un aspect assez spécifique de « rehaussement sans masse », de dimensions plus proches de la réalité que la mammographie. Cette notion est importante, car un traitement local insuffisant pourrait être à l'origine d'une *récidive*, qui, elle, pourrait se produire sur un mode *infiltrant*, c'est-à-dire avec un risque vital, et non plus *in situ*. Une mastectomie est donc souvent proposée dans les formes étendues et agressives de carcinome intracanalaire. C'est là un des paradoxes les plus difficilement admissibles du cancer du sein : se voir proposer une mastectomie pour une lésion totalement curable alors que les cancers infiltrants, potentiellement plus graves, bénéficient très majoritairement d'un traitement conservateur.

Mais, comme souvent en médecine, les choses ne sont pas toujours aussi schématiques. En effet, et c'est là un point capital, on peut découvrir sur les biopsies initiales ou après la chirurgie des zones où le cancer *in situ* a déjà évolué vers une forme plus grave : on parle ici de *micro-infiltration* car ces zones sont souvent de très petite taille, de l'ordre du millimètre. Il n'en reste pas moins qu'à partir du moment où ce processus d'infiltration est engagé, et d'autant plus que la zone d'infiltration est profonde, le risque évolutif devient différent car le potentiel de diffusion du cancer n'est plus nul. Il est alors parfois nécessaire de recourir à un traitement adjuvant.

Les cancers infiltrants

Le terme « infiltrant » est souvent mal compris car le mot est choquant, à l'instar de son synonyme, le cancer « invasif ». Ces adjectifs évoquent inconsciemment la sournoiserie, la traîtrise de l'ennemi intérieur, la dissémination. Mais il ne faut voir là qu'une terminologie médicale un peu abrupte qui ne préjuge en rien de la gravité. La majorité des carcinomes infiltrants sont localisés et de bon pronostic, malgré cette dénomination que nous emploierons à défaut d'une meilleure.

Le carcinome canalaire infiltrant est de loin le plus fréquent, puisqu'il représente 70 à 80 % des cancers du sein diagnostiqués. Le carcinome lobulaire infiltrant n'en représente lui que 10 à 15 %.

Il existe des petites différences dans la présentation clinique ou mammographique entre carcinome canalaire et carcinome lobulaire, mais nous rentrerions là dans des finesses médicales qui n'ont que peu d'intérêt pratique et qui sortent du cadre de ce livre. Il faut toutefois savoir que les carcinomes lobulaires posent parfois des problèmes spécifiques : ils se présentent plus souvent sous une forme *multifocale*, voire *bilatérale*, ce qui conduit de nombreuses équipes à recourir systématiquement à l'IRM dans le bilan initial de ces formes afin de ne pas méconnaître des localisations qui auraient échappé à la mammographie. Le traitement des carcinomes lobulaires présente également des caractéristiques particulières, puisqu'ils sont très souvent sensibles à l'hormonothérapie et moins à la chimiothérapie.

Dans l'ensemble, la manifestation initiale d'un carcinome infiltrant est une tumeur. Celle-ci est bien sûr de taille variable au moment du diagnostic. Le bilan initial de la lésion devra vérifier la présence ou l'absence d'une atteinte des ganglions et recueillir les différents éléments que nous allons bientôt évoquer : grade, récepteurs hormonaux et cellulaires, etc. La curabilité potentielle de la lésion, la conduite et l'efficacité du traitement dépendront très largement de ces facteurs.

Les autres cancers du sein...

Ceux qui ne sont ni canalaires ni lobulaires représentent un faible pourcentage des cancers du sein. Ils ont chacun des caractéristiques propres concernant leur aspect microscopique et leur pronostic. Ils ont pour noms carcinome tubuleux, colloïde muqueux, médullaire, papillaire, adénoïde kystique... Leur rareté rend leur description inadaptée à l'esprit de ce livre, mais sachez que leur traitement répond en général aux mêmes principes que ceux des cancers les plus fréquents. Certaines de ces formes sont parfois associées à des pronostics plus favorables (tubuleux, adénoïde kystique) ou à des formes familiales (médullaire).

Un cas particulier qui mérite d'être individualisé est celui des *tumeurs phyllodes* : il s'agit de lésions initialement bénignes, survenant majoritairement entre 40 et 50 ans, souvent volumineuses. Une exérèse chirurgicale de qualité est l'élément clé et unique du traitement des tumeurs phyllodes, celles-ci ayant tendance à récidiver localement après chirurgie et à subir une transformation maligne sous forme de *sarcome*.

Les sarcomes sont des cancers très agressifs dont l'origine n'est pas épithéliale comme les autres cancers du sein mais dérivent du tissu conjonctif de soutien. Certains sarcomes apparaissent chez des patientes antérieurement traitées pour un cancer du sein et semblent liés à l'action de la radiothérapie, dont ils sont une complication heureusement exceptionnelle.

➤ *Les caractéristiques des tumeurs*

Les différents traitements permettent actuellement une réduction constante de la mortalité. Aujourd'hui, tous stades et toutes formes confondus, 50 à 60 % des cancers du sein peuvent être considérés comme guéris par le traitement. Ce chiffre passe à plus de 80 % dans les formes précoces, voire à 98 % dans les carcinomes intracanalaires.

Cela signifie quand même qu'actuellement près de 40 % des patientes présenteront une évolution défavorable et que de nombreux progrès sont encore nécessaires. C'est sur ces patientes que portent et porteront la majorité des efforts de recherche, afin d'améliorer leur pronostic. Nous reverrons comment et pourquoi il est nécessaire de classifier, de sélectionner selon ses caractéristiques morphologiques et biologiques chaque type de cancer afin de lui proposer le traitement le plus approprié, ni trop ni trop peu.

La vitesse de développement de la tumeur

Entre l'initiation du processus cancéreux (apparition de la « première » cellule maligne) et l'existence d'une tumeur détectable, il peut s'écouler plusieurs années. Ce délai dépend du *temps de doublement potentiel* de la tumeur, qui est variable d'une tumeur à l'autre.

Il est important de noter que le délai entre l'apparition d'une anomalie détectable en mammographie et l'existence d'une tumeur *palpable* peut être de plusieurs mois ou années. En général, une tumeur devient palpable quand elle atteint un diamètre d'environ 1 centimètre[14], alors qu'elle peut être radiologiquement détectée quand elle n'atteint que quelques millimètres. Ce délai entre l'apparition radiologique et l'apparition

14. La situation de la lésion et la taille du sein sont évidemment des variables importantes à cet égard : il ne s'agit que d'un chiffre moyen.

clinique est donc un élément crucial, les mois qui séparent ces deux moments augmentant théoriquement et pratiquement le risque de dissémination métastatique.

Tous les cancers du sein n'ont toutefois pas le même potentiel de croissance. Les tumeurs à croissance rapide ou à l'opposé les tumeurs « lentes » présentent un certain nombre de caractéristiques biologiques, morphologiques et cliniques qui les différencient entre elles.

Schématiquement :

• Les tumeurs à croissance lente ont un aspect *différencié,* c'est-à-dire qu'elles présentent encore une structure qui ressemble plus ou moins à celle du sein normal, comme de conserver une aptitude à former des tubes glandulaires. Les cellules malignes y ont un aspect proche de celui des cellules normales, on observe peu de cellules en phase de division (mitose). Ces tumeurs dont l'aspect est très différencié conservent le plus souvent une caractéristique biologique fondamentale héritée également du sein normal : la présence de *récepteurs hormonaux.*

• À l'opposé, les tumeurs à croissance rapide sont plus ou moins *indifférenciées.* Leur aspect peut perdre totalement la structure normale du tissu mammaire, les mitoses sont nombreuses, les atypies cellulaires multiples. Le décompte du nombre de mitoses (*index mitotique*) est élevé. Ces tumeurs, en général, ne présentent pas de récepteurs hormonaux. La notion de croissance rapide peut aussi reposer sur des critères purement cliniques ou radiologiques : l'augmentation rapide de volume d'une grosseur au sein peut être attestée par la patiente, il peut s'agir de l'augmentation des dimensions d'une tumeur à deux examens rapprochés, voire de l'apparition d'une lésion de taille notable depuis une radio relativement récente où rien n'était encore détectable. Au maximum, cette croissance rapide peut s'accompagner de la présence de *signes inflammatoires* (rougeur, chaleur, douleur) au niveau du sein.

Les facteurs de pronostic

Les aspects microscopiques sont d'une certaine façon le reflet de l'agressivité de la tumeur. Ils sont représentés dans les examens anatomopathologiques par le *grade SBR*[15]. Les tumeurs sont ainsi classées en trois grades. Le SBR1 correspond aux tumeurs différenciées (dont l'aspect microscopique est proche du sein normal), le SBR3 aux tumeurs les plus agressives, le SBR2 à des tumeurs intermédiaires. Il existe une corrélation importante entre le grade et le pronostic, due en particulier à la faculté qu'a la tumeur de produire des métastases, c'est pourquoi on l'appelle également *grade histopronostique*[16].

Il n'est pas rare qu'un compte rendu anatomopathologique mentionne le grade SBR modifié par Elston et Ellis (E.E.), qui permet une caractérisation plus précise du grade et du pronostic.

Il existe également une forte corrélation entre le grade et la présence ou l'absence de récepteurs hormonaux : les tumeurs de grade élevé en sont plus souvent dépourvues.

Les éléments fondamentaux que sont le grade SBR et les récepteurs hormonaux font partie d'une série de caractéristiques que l'on nomme les *facteurs de pronostic*. Le recueil de ceux-ci au début de la prise en charge d'un cancer du sein est un élément absolument fondamental pour permettre d'évaluer la gravité potentielle de ce cancer, c'est-à-dire essentiellement son risque de rechute après traitement.

Tous ces éléments sont recueillis soit par l'examen clinique, soit par examen de la tumeur ou d'un fragment de celle-ci, par biopsie par exemple.

---

15. SBR = Scarff, Bloom et Richardson.

16. L'*histologie* est l'étude de l'aspect microscopique des tissus. Ce mot est souvent utilisé comme synonyme d'anatomopathologie, bien qu'au sens strict il ne concerne que les tissus normaux.

Nous aurons l'occasion de parler à plusieurs reprises des facteurs de pronostic dans la mesure où ce sont eux qui représentent les éléments de toute décision thérapeutique. Beaucoup d'entre eux sont déterminés par l'examen anatomopathologique.

Les principaux éléments du pronostic sont :

- la présence ou non d'un envahissement des ganglions de l'aisselle ;
- la taille de la tumeur ;
- le grade SBR ainsi que la prolifération pouvant être évaluée par l'index mitotique et/ou le pourcentage de cellules en division (mesuré par le test Ki-67) ;
- la présence ou l'absence de récepteurs hormonaux ;
- la présence ou l'absence de récepteurs HER2 ;
- l'âge.

De nombreux autres facteurs existent, mais ont une importance très variable. Leur recherche et leur prise en compte sont surtout affaire d'« école » et ne font pas l'objet d'une recommandation consensuelle. Parmi les principaux, on peut citer la protéine p53, le pourcentage de cellules en phase « S » de la division cellulaire, etc. Nous reviendrons longuement sur certains de ces éléments et surtout sur la *surexpression de HER2*, qui est devenue un facteur fondamental tant pronostique que prédictif de l'efficacité de certains traitements.

On peut, à l'aide de ces facteurs pronostiques, définir schématiquement d'abord un groupe de tumeurs de très bon pronostic, que les Anglo-Saxons appellent *minimal breast cancer* et qui regroupe tous les éléments favorables :

- tumeur de moins de 10 millimètres ;
- âge supérieur à 45 ans ;
- pas de ganglions envahis ;
- grade SBR1 ;

– présence de récepteurs hormonaux ;
– absence de surexpression HER2.

Ce type de tumeur, pour peu que la *totalité* des critères ci-dessus soit respectée, peut être considéré comme virtuellement guéri par le seul traitement locorégional (chirurgie et radiothérapie). Il existe un consensus sur ce principe, bien que les critères de taille tumorale ou d'âge puissent être légèrement variables d'une équipe à l'autre.

Si un de ces critères est pris en défaut, le risque *théorique* qu'il existe des métastases, même microscopiques, existe. On considère alors qu'il est nécessaire de compléter le traitement locorégional par un traitement *adjuvant* dont l'objectif est de supprimer le risque potentiel de développement de ces *micrométastases* éventuelles.

Il est des cas où ce risque devient suffisamment significatif pour que le traitement locorégional ne soit pas le premier à être effectué, laissant la place à un traitement *néoadjuvant*. C'est le cas en particulier des tumeurs à croissance très rapide dont la forme majeure est représentée par les *cancers inflammatoires* parfois appelés mastites carcinomateuses.

Enfin, dans les rares cas où des métastases sont détectables dès le moment du diagnostic (environ 5 % des cas), le traitement locorégional devient ici encore un objectif secondaire, et un traitement systémique de *première ligne métastatique* est nécessaire d'emblée.

Nous aurons l'occasion de revenir longuement sur toutes ces modalités de traitement au cours des chapitres correspondants. Pour l'instant, nous allons évoquer en détail les méthodes de classification et revenir sur les différents facteurs de pronostic.

Classifications

La nécessité de pouvoir comparer des choses comparables a amené à proposer une classification des tumeurs selon des critères précis.

C'est ainsi que la classification TNM a été élaborée. Elle est régulièrement mise à jour et en est actuellement à sa sixième version.

LA CLASSIFICATION TNM

Le sigle TNM correspond à la description de la taille de la tumeur (T), de l'existence de ganglions de l'aisselle ou *adénopathies* (N[17]) et de l'existence éventuelle de métastases décelables (M).

Nous en ferons ici une description schématique, car cette classification comprend de nombreux sous-chapitres qui sortent du cadre de cet ouvrage.

- Le T est défini comme suit :

T	Description
T0	Tumeur non détectable à l'examen clinique
Tis	Carcinome *in situ* sans tumeur décelable
T1	Tumeur de moins de 20 mm. Ce groupe est scindé en trois sous-groupes selon la taille : - T1a : de 0 à 5 mm ; - T1b : de 6 à 10 mm ; - T1c : de 11 à 20 mm.
T2	Tumeur de plus de 20 mm et de moins de 50 mm
T3	Tumeur de plus de 50 mm
T4	Tumeur envahissant la peau et/ou la paroi thoracique

17. En anglais « ganglion » se dit *node*.

• Le N correspond à la description suivante :

N	Description
N0	Absence de ganglion (adénopathie) décelable
N1	Présence d'une ou plusieurs adénopathies axillaires
N2	Présence d'adénopathies *fixées*, non mobiles
N3	Adénopathies dépassant la région axillaire, par exemple adénopathie du creux sus-claviculaire

• Le M :

M	Description
M0	Absence de métastase décelable
M1	Présence de métastase(s)

Nous avons vu, un peu plus haut, que les critères descriptifs tels que le T et le N avaient une haute importance, puisqu'ils vont représenter des facteurs décisifs du choix thérapeutique. **Or, et c'est fondamental, le reproche que l'on peut faire à ce type de description est son *imprécision*.** En effet, l'expression par exemple de la taille tumorale par le T est ambiguë : s'agit-il d'une mesure prise à l'examen clinique de la patiente, ou sur une mammographie, ou sur une échographie ? Dans les trois cas, le résultat a toutes chances d'être différent. De même, la description *clinique* de la présence de ganglions axillaires est d'une grande imprécision et se trouve être inexacte par excès ou par défaut dans près de 30 % des cas. C'est bien sûr inacceptable s'agissant d'une donnée ayant des conséquences thérapeutiques importantes.

C'est pourquoi, actuellement, le TNM a en pratique cessé d'être une description purement clinique et repose, en ce qui concerne le T et le N, le plus souvent sur les données de l'examen anatomopathologique recueillies après la phase chirurgicale du traitement. Afin de lever toute ambiguïté, le T et le N sont alors précédés du préfixe *p* (comme pathologie). On parle donc de pT et de pN.

On doit toutefois se contenter parfois de la description clinique ou radiologique dans les cas où existe par exemple une indication de traitement par chimiothérapie première : l'examen anatomopathologique ne portant dans ce cas que sur un fragment de la tumeur prélevé par biopsie, la mesure exacte de la taille tumorale est impossible. L'imprécision relative du TNM est ici secondaire car il s'agit, en règle générale, de tumeurs localement avancées où la mesure clinique ou radiologique approche la réalité avec une précision acceptable.

> Dans les cas où existent plusieurs tumeurs dans le même sein (tumeur *multifocale*), l'habitude était de déterminer la taille tumorale par addition des tailles des différentes tumeurs, ce qui amenait parfois à des classifications en T2 ou T3 qui ne correspondaient pas à la réalité de la maladie. Il est maintenant admis que seules les dimensions de la plus grosse lésion sont à prendre en compte dans cette classification.

LA CLASSIFICATION PEV

Il s'agit d'une description *dynamique*, complémentaire en fait du TNM, destinée à informer sur la rapidité de croissance de la tumeur. Cette classification PEV n'est pas appliquée internationalement, mais fait l'objet d'un large consensus français.

PEV	Description
PEV0	Pas de signe d'évolution rapide
PEV1	Tumeur à croissance rapide (augmentation de taille, œdème cutané, etc.)
PEV2	*Idem* avec signes inflammatoires localisés (en regard de la tumeur)
PEV3	Sein globalement inflammatoire (> 1/3 du sein, mastite carcinomateuse)

S'agissant ici encore d'une description clinique, on pourra lui reprocher sa relative imprécision, notamment en ce qui concerne la notion de croissance rapide, souvent subjective.

LA CLASSIFICATION PAR STADES

Les données du TNM peuvent être regroupées sous forme de *stades*, décrivant différentes phases évolutives de la maladie. Cette classification est assez complexe à mémoriser et n'est pas toujours employée en pratique quotidienne. Son application principale est le regroupement de patientes comparables, dans le cadre de la recherche clinique. Elle ne tient pas compte des caractéristiques biologiques ou microscopiques des tumeurs, mais seulement de leur stade évolutif à un instant donné.

Il existe cinq stades, numérotés de 0 à IV :

• Le stade 0, que nous verrons à part, correspond aux carcinomes *in situ* sans tumeur décelable.

• Le stade I correspond aux petits cancers sans envahissement ganglionnaire (T1 N0).

• Le stade II est un peu plus complexe car subdivisé en stades IIA et IIB. Ils regroupent les tumeurs T1 et T2 avec ganglions positifs, et les T3 avec ganglions négatifs.

• Les stades III (A, B et C) décrivent les cancers du sein localement avancés du fait de la taille tumorale ou de la sévérité de l'atteinte ganglionnaire.

• Le stade IV correspond, quels que soient le T et le N, à l'existence d'une ou plusieurs métastases à distance.

> Nous poursuivons la description des caractéristiques des tumeurs en abordant maintenant les aspects biologiques. Leur importance et leur conséquence sur les traitements sont, comme nous le verrons, très variables. Mais il est clairement établi que l'avenir des traitements du cancer du sein passe par une connaissance de plus en plus approfondie de ces facteurs.

Les marqueurs tumoraux

Un marqueur tumoral est une substance qui peut être décelée dans le sang et dont la présence caractérise l'existence d'un cancer. En matière de cancer du sein, nous disposons du CA 15.3.

Disons tout de suite que le dosage du CA 15.3 n'est d'aucune utilité en matière de dépistage ou de diagnostic.

Il n'est le plus souvent retrouvé qu'à un taux très bas aux stades initiaux de la maladie et son élévation n'est en règle générale significative qu'en présence d'une maladie évoluée (métastases). Un taux bas de CA 15.3 ne signifie donc pas absence de cancer, mais un taux très élevé, dans un contexte clinique suspect, est en général le signe de l'existence d'un cancer du sein.

Un taux anormal n'est pas forcément associé à un cancer du sein, puisqu'on le retrouve dans certaines maladies du foie, du poumon ou de l'ovaire. En revanche, son élévation progressive traduit en général une évolution de la maladie. *A contrario*, une diminution du taux de CA 15.3 lors, par exemple, du traitement de certaines métastases traduit l'efficacité du traitement.

On dit que ce marqueur a une mauvaise *sensibilité* et une moyenne *spécificité*[18].

La valeur limite en dessous de laquelle on considère le taux comme normal est d'environ 25 à 30 *unités internationales* par millilitre.

Il existe quantité d'autres marqueurs tumoraux comme l'antigène carcino-embryonnaire (ACE), mais leur importance en matière de cancer du sein reste très faible sinon nulle. D'autres cancers, comme le cancer de la prostate avec le PSA[19], possèdent des marqueurs extrêmement fiables. La découverte d'un marqueur équivalent pour le cancer du sein serait une avancée fondamentale, notamment en matière de dépistage. Il s'agit d'une voie de recherche importante.

Les récepteurs

LES RÉCEPTEURS HORMONAUX

Nous en avons déjà brièvement évoqué l'existence, mais nous allons maintenant préciser leur description car il s'agit de facteurs d'une grande importance dans l'évaluation et le traitement des tumeurs malignes du sein.

Il existe deux types de récepteurs hormonaux (RH) : récepteurs aux œstrogènes (RO[20]) et récepteurs à la progestérone (RP).

Ils sont présents dans les cellules mammaires normales.

Ces récepteurs sont de petites protéines, pouvant être comparées à une serrure. Elles vont se lier avec l'hormone correspondante, celle-ci jouant le rôle de la clé. Une fois la jonction établie entre l'hormone et le récepteur, l'ensemble devient capable de stimuler la synthèse de protéines par l'ADN du noyau et de provoquer un certain nombre d'effets sur le

---

18. Voir l'annexe III : « Comprendre... sensibilité et spécificité ».
19. *Prostatic specific antigen.*
20. Les Anglo-Saxons disent « *estrogen receptor* » et l'abrègent « ER », ce qui entraîne parfois par mimétisme les auteurs français à écrire « RE » pour le « récepteur aux œstrogènes ».

développement et la multiplication cellulaires. Nous reverrons, au chapitre consacré aux traitements antihormonaux, que nous avons plusieurs moyens de « piéger » l'action de ces récepteurs : soit en leur donnant un leurre, une clé passe-partout qui se fixe à la serrure et empêche la « vraie » hormone de le faire (anti-œstrogène), soit en supprimant l'hormone elle-même (castration chimique, inhibiteurs de l'aromatase (IA[21])).

Autrefois, par un procédé assez compliqué, on dosait la quantité de récepteurs par milligramme de tumeur. Actuellement on mesure le pourcentage de cellules tumorales qui expriment RO et RP en utilisant la technique *immunohistochimique* : à l'aide d'un colorant qui va se fixer électivement sur les récepteurs, on peut voir et compter au microscope les cellules ainsi marquées. C'est simple et fiable, et surtout réalisable sur des petits prélèvements, voire sur des cellules isolées, comme nous le reverrons plus tard avec les cytoponctions.

Les résultats du dosage des RH sont donc en général exprimés en pourcentage de cellules marquées. Toutefois, en pratique, l'habitude veut que la classification soit binaire : positif ou négatif, c'est-à-dire présence ou absence de récepteurs, notées RH+ ou RH–.

Pour les spécialistes, il existe de subtiles distinctions selon le type de récepteurs, RO et RP. En pratique quotidienne, c'est surtout la positivité ou la négativité globale qui va être retenue.

Nous avons vu que la présence ou l'absence des récepteurs hormonaux était d'une certaine façon parallèle au degré de différenciation des cellules tumorales : une tumeur qui « exprime » des récepteurs hormonaux est en général une tumeur bien différenciée, pas trop différente du tissu mammaire normal. La présence de récepteurs hormonaux est un facteur de bon pronostic.

---

21. Les dénominations « antiaromatases » ou « inhibiteurs de l'aromatase » ou encore « IA » seront indifféremment employées tout au long de ce livre.

Indépendamment de cela, l'intérêt essentiel de la recherche des RH est que leur présence ou leur absence va permettre de prévoir l'efficacité du traitement par hormonothérapie : il est inutile de prescrire une hormonothérapie pour une tumeur RH–. Plus encore qu'un facteur pronostique, les récepteurs hormonaux sont donc un *facteur prédictif* de réponse à un traitement.

LES RÉCEPTEURS CELLULAIRES DE SURFACE

L'effort de compréhension demandé au lecteur atteint ici un sommet du fait du côté un peu ésotérique de la terminologie. Qu'il nous en excuse, mais nous abordons un aspect récent qui ouvre un large champ d'applications. Pour rappel, nos chromosomes portent des gènes et ceux-ci sont à l'origine de la fabrication de diverses protéines.

C-erbB2 est un gène normalement présent qui code pour la synthèse d'une protéine qui est un récepteur nommé HER2.

Dans certains cancers du sein, le gène *C-erbB2* est *amplifié*, c'est-à-dire qu'il en existe beaucoup plus d'exemplaires que dans une cellule normale. De ce fait, les récepteurs HER2 sont présents en quantité importante, ce qui confère aux cellules qui en sont porteuses des caractéristiques de cellules cancéreuses et notamment une multiplication intense.

Il est possible de quantifier la présence de ces récepteurs à la surface des cellules par méthode immunohistochimique. On recherche si les cellules tumorales *surexpriment* HER2. Le résultat est exprimé en 0, +, ++ ou +++. En cas de résultat douteux, on réalise une étude directe de l'amplification de *C-erbB2* à l'aide de la technique FISH[22], ou plus récemment SISH[23] ou CISH[24].

Environ 20 % des cancers du sein surexpriment HER2.

---

22. *Fluorescence in situ hybridization.*
23. *Silver in situ hybridization.*
24. *Chromogenic in situ hybridization.*

La recherche de la surexpression HER2 est maintenant devenue systématique.

L'intérêt essentiel de cette analyse concerne ses conséquences thérapeutiques : la croissance d'une tumeur HER2+++ sera bloquée par un traitement qui inhibe le récepteur HER2. Le premier de ces médicaments porte le nom de *trastuzumab*[25], plus connu sous le nom commercial d'Herceptin®.

Il s'agit là d'une arme tout à fait innovante que l'on nomme les thérapeutiques *ciblées* : atteindre spécifiquement certaines cellules en fonction de caractéristiques biologiques très précises. Le principe est un peu le même que l'hormonothérapie.

Le traitement par trastuzumab est actuellement réservé à cette population et dans toutes les situations, quel que soit le stade évolutif de la maladie. Son utilisation a fondamentalement changé le pronostic en cas de surexpression HER2 et a permis en situation adjuvante de réduire de près de 50 % le risque de rechute. Le mécanisme d'action des anticorps est complexe et non entièrement élucidé. Il est probable qu'en dehors de l'action directe de ce traitement sur la cellule cancéreuse, le fait qu'il s'agisse d'un anticorps attire les cellules effectrices de l'immunité à proximité de la tumeur et celles-ci participent de façon synergique au contrôle tumoral. D'autres traitements anti-HER2 sont disponibles et/ou en développement actuellement. Il s'agit de petites molécules venant bloquer l'activité du récepteur HER2 situé dans la cellule (lapatinib ou Tyverb®), d'anticorps monoclonaux agissant sur d'autres sites du récepteur (pertuzumab ou Perjeta®) ou d'anticorps monoclonaux couplés à une chimiothérapie permettant véritablement d'amener la chimiothérapie au cœur de la cellule cancéreuse visée (T-DM1 ou Kadcyla®).

25. Le suffixe « -mab », que l'on rencontre dans de nombreux médicaments modernes, signifie *monoclonal antibody* ou anticorps monoclonal.

Un pas plus loin dans la connaissance de la tumeur

LE DÉVELOPPEMENT DES VAISSEAUX

Nous avons vu, un peu plus haut, qu'une condition *sine qua non* pour qu'une tumeur cancéreuse ou ses métastases puissent proliférer est la faculté de celles-ci de fabriquer des vaisseaux sanguins pour assurer leur propre croissance. Cette faculté porte le nom d'*angiogenèse*.

L'angiogenèse est un phénomène normal, utilisé par l'organisme par exemple pour la cicatrisation d'une plaie. Ce phénomène est d'une certaine façon « détourné » à son profit par la tumeur cancéreuse. Celle-ci va sécréter des facteurs qui vont stimuler sa propre angiogenèse. Parmi les multiples facteurs en cause, on retrouve en particulier le VEGF, que l'on peut doser dans le sang. Son taux est élevé en cas de cancer, d'autant plus que le stade de la maladie est avancé. Empêcher le phénomène d'angiogenèse revient à asphyxier la tumeur.

Nous disposons de drogues qui vont inhiber l'angiogenèse, à différents niveaux, en particulier en s'attaquant aux récepteurs (toujours eux) des cellules des vaisseaux ou aux facteurs sécrétés par les cellules cancéreuses et stimulant ces récepteurs. Un seul de ces traitements est à ce jour utilisé en situation métastatique. Il s'agit du bévacizumab (Avastin®), en association avec la chimiothérapie. Agissant de façon non spécifique sur les vaisseaux, il entraîne des effets secondaires (hypertension artérielle surtout, et beaucoup plus rarement risques hémorragiques et/ou de thrombose).

LA DÉTERMINATION DU PROFIL GÉNÉTIQUE

Nous avons vu que le cancer est une maladie des gènes. Dans la cellule cancéreuse, de multiples anomalies peuvent être retrouvées sur les milliers de gènes présents. Le degré maximal de finesse dans la caractérisation d'une tumeur réside dans la réalisation d'une carte « génétique » ou plutôt *génomique*[26] de cette tumeur. C'est ainsi que l'on a pu déterminer une corrélation entre certains profils génomiques et des caractères connus comme la présence ou l'absence de récepteurs hormonaux, ou la présence ou l'absence d'une surexpression de HER2. On a pu également caractériser un profil de bon ou de moins bon pronostic, *indépendamment des autres facteurs*, basé sur des signatures moléculaires actuellement en cours d'évaluation, en ce qui concerne notamment l'indication d'une chimiothérapie en situation adjuvante[27].

Le champ d'application ouvert par ces techniques est considérable. Une des applications majeures de ce profilage résidera donc dans une sélection extrêmement fine du traitement à proposer à une patiente. En particulier, nous manquons actuellement de facteurs prédictifs fiables de sensibilité à telle ou telle chimiothérapie. Nous serons en mesure d'affiner les traitements en fonction du profil génétique afin d'administrer le traitement *ad hoc* à une patiente, un peu comme on choisit un antibiotique en fonction du résultat d'un antibiogramme sur une bactérie donnée.

➤ *L'évolution et le pronostic*

L'évolution du cancer du sein peut se faire sur un mode local et sur un mode général.

La croissance de la tumeur la conduit à infiltrer le tissu de soutien et la graisse de la glande. À long terme, avec un délai qui varie évidemment en fonction de sa localisation, de sa rapidité de croissance et de sa capacité d'invasion, elle va envahir la peau, la paroi thoracique. Chemin faisant, dès le début du processus d'infiltration, l'effraction de vaisseaux fait

26. Le génome d'une cellule correspond à l'ensemble de son matériel génétique, c'est-à-dire de ses gènes. Le génome d'une cellule maligne diffère de celui de ses voisines saines à la suite de mutations.

27. Tous ces aspects seront développés au chapitre « Traitement ».

pénétrer les cellules malignes dans la circulation lymphatique, vers les ganglions, ou dans la circulation sanguine, vers d'autres organes. Cet essaimage est vraisemblablement précoce, mais, pour des raisons encore peu ou mal connues, les *micrométastases* qui se forment alors ne se développent pas forcément aux stades initiaux de la maladie. Certaines ne se développeront jamais. D'autres seront anéanties par le traitement adjuvant. D'autres enfin se développeront malheureusement en formant des métastases décelables de longues années après que la maladie initiale aura été découverte et traitée.

Une question parfois posée par les patientes concerne ce qui se passerait en l'absence de tout traitement.

Un élément de réponse est fourni par une étude publiée en Angleterre dans les années 1930, reprenant les données d'observations faites au Middlesex Hospital au cours du XIXe siècle sur 250 patientes admises pour un cancer du sein et n'ayant reçu aucun traitement. La *médiane* de survie, c'est-à-dire la durée au bout de laquelle seulement 50 % des patientes étaient en vie est ici de 2,7 ans. Au bout de 5 ans, seules 18 % des patientes survivaient, chiffre qui tombait à 0,8 % au bout de 15 ans. L'évolution spontanée des cancers du sein nous est par ailleurs connue par l'observation de patientes consultant à un stade très tardif. Ces femmes, souvent (mais pas toujours) très âgées, présentent des lésions locales importantes dont la description a été faite de tout temps, comme par les médecins d'Anne d'Autriche, mère de Louis XIV. Leur étude n'est pas de notre propos car il s'agit vraiment d'une médecine d'une autre époque. On peut seulement en dire que ce ne serait pas une bonne idée de refuser le traitement.

> Les traitements actuellement proposés permettent, nous l'avons vu, la guérison dans plus de deux tiers des cas toutes formes confondues.

En fait, de nos jours, le pronostic va largement dépendre des facteurs que nous avons évoqués précédemment ainsi que, pour une large part, de la qualité du traitement. Schématiquement, trois grands groupes de patientes vont être distingués, qui vont nécessiter des conduites thérapeutiques différentes :

• Un groupe de haute gravité comprenant les cancers inflammatoires, et les patientes présentant un nombre très important de ganglions envahis.

• Un groupe de faible gravité regroupant les patientes présentant des tumeurs de moins de 10 millimètres sans envahissement ganglionnaire, de grade SBR1.

• Enfin, un groupe intermédiaire, représentant la majorité des cas, dont la gravité va être corrélée aux nombreux facteurs pronostiques actuellement disponibles et principalement à la taille de la tumeur au moment du diagnostic et au nombre de ganglions envahis.

Il existe toutefois une grande hétérogénéité dans l'évolution de la maladie au sein de chaque groupe, vraisemblablement due à des facteurs encore non ou mal connus, et empêchant de porter un pronostic totalement fiable. Mais il est certain qu'actuellement la prise en charge par des équipes hautement spécialisées ne cesse d'améliorer la survie et les résultats du traitement.

CHAPITRE 3

Le diagnostic

Sylvie R., 41 ans
Un jour, en prenant ma douche, j'ai senti « quelque chose » dans mon sein. Mes pensées allaient dans tous les sens. À la fois j'étais paniquée et je n'y croyais pas. « Ça y est, c'est mon tour ! Pourquoi moi ? » « Ce n'est pas possible, je ne bois pas, je ne fume pas, je fais du sport. »

Marie G., 58 ans
J'ai reçu la convocation pour la mammographie de dépistage et je me suis dit que je ferais bien d'y aller, pour être tranquille. Quand le radiologue m'a dit que je devais passer des biopsies, j'ai été choquée, bien sûr, mais il m'a bien expliqué qu'il y avait de fortes chances pour qu'il s'agisse d'une forme peu grave de cancer qui se soignait très bien.

Nadia S., 47 ans
Je passe des mammos tous les ans depuis l'âge de 38 ans car ma mère et ma tante ont eu le cancer du sein. Sur les radios que j'ai passées il y a trois mois, il y avait une anomalie. Je n'ai pas vraiment paniqué parce que je me suis dit que c'était justement pour ça que je passais ces radios. Ça va vous paraître bizarre, mais, à la limite, j'étais presque soulagée de savoir pourquoi j'étais là et contre quoi j'allais me défendre. C'est dans mon caractère…

Les circonstances au cours desquelles on est amené à découvrir un cancer du sein sont principalement au nombre de deux : une anomalie à la palpation du sein, ou une image suspecte sur une mammographie ou une échographie. Il existe d'autres petits signes, plus rares, discrets, dont nous parlerons.

L'examen des seins

Toute grosseur au sein n'est pas, et de loin, un cancer. Il existe de nombreuses maladies bénignes du sein où existe une tumeur, une « boule ». La différence est parfois évidente, parfois moins, et il faudra alors aller jusqu'à la biopsie pour faire le diagnostic.

Nous avons vu que l'autopalpation des seins n'est pas l'examen le plus fiable pour le diagnostic précoce. Elle n'en conserve pas moins une utilité certaine, à intervalles réguliers.

> Cette palpation doit être effectuée avec le bras levé puis baissé, avec les doigts à plat. On sent mieux les irrégularités de relief avec la peau mouillée ou, mieux, avec une goutte de savon liquide sur les doigts.

L'examen des seins lors d'une visite médicale est utile et ne coûte rien. Les cas sont nombreux où ce geste simple a permis de découvrir une tumeur même petite.

En présence d'une anomalie, l'examen clinique va permettre déjà d'orienter le diagnostic en précisant les points suivants :

• *L'inspection* du sein permet de rechercher une petite irrégularité, même minime, de la peau. Il arrive dans le cas de cancers situés superficiellement dans la glande que la peau soit attirée vers la tumeur. Un aspect capitonné de la peau (« peau d'orange ») est parfois observé. On recherchera également des signes d'*inflammation*, même localisée (rougeur, chaleur, douleur).

• *La consistance* de la tumeur. Un cancer aura une consistance très ferme, voire dure, avec une surface irrégulière. On peut parfois avoir du mal à le mobiliser, il ne bouge pas sous le doigt. À l'opposé une tumeur bénigne comme le *fibro-adénome* est le plus souvent souple, mobile.

• Il n'y a pas de règle générale concernant la « sensibilité » de la tumeur. Un cancer peut être parfaitement indolore ou au contraire sensible à la palpation, un fibro-adénome également. Les kystes qui sont des poches de liquide parfaitement bénignes sont souvent douloureux quand ils atteignent un certain volume.

• *L'examen du mamelon* est effectué à la recherche d'une petite anomalie cutanée ressemblant à de l'eczéma, qui dans certains cas est symptomatique d'un cancer sous-jacent (maladie de Paget du mamelon). On recherche également l'existence d'un écoulement du mamelon. Il s'agit là d'un symptôme inquiétant mais qui en fait n'est que rarement associé à un cancer. Il n'en mérite pas moins des explorations. Enfin et surtout, la constatation d'une rétraction mamelonnaire (mamelon rentré) est très importante, surtout si son apparition est récente et qu'elle n'a lieu que d'un seul côté. En revanche, si ce signe existe depuis des années de façon bilatérale, il n'a aucune valeur pathologique.

• *La palpation de l'aisselle* à la recherche de ganglions est systématique. Nous avons vu que cet examen n'est pas toujours informatif car on ne sent pas toujours les ganglions malades et, à l'opposé, un ganglion peut être palpable sans être pour autant atteint. Ce geste est tout de même nécessaire, car la palpation d'un ganglion suspect peut dans certains cas entraîner la modification du programme de traitement.

La mammographie

Simple, rapide, la mammographie est une étape incontournable du diagnostic. La fiabilité de cet examen a été transformée par les exigences de qualité imposées par les campagnes départementales de dépistage systématique.

Il est théoriquement préférable de réaliser les mammographies juste après les règles.

En pratique

L'examen dure moins d'une heure.
Il n'est pas nécessaire d'être à jeun.
Prévoir une jupe ou un pantalon plutôt qu'une robe.
Apporter attestation de carte Vitale, carte de mutuelle, ordonnance.
Apporter les mammographies, échographies, etc., antérieures.
Certains radiologues pratiquent des honoraires libres sur lesquels vous pouvez être informée en prenant le rendez-vous.
Les mammographies effectuées dans le cadre d'une campagne de dépistage organisée sont entièrement gratuites.

L'examen se passe en position debout ou assise. Le sein est doucement comprimé entre deux plaques, horizontalement puis verticalement. La compression du sein peut être ressentie de façon un peu pénible, surtout chez les femmes qui présentent ce qu'on appelle une *mastose*, dont les seins sont souvent durs, douloureux, en particulier en période prémenstruelle. Cette sensation pénible est parfois aggravée par une certaine anxiété, assez compréhensible. Les explications du radiologue, la compétence et l'humanité de son équipe jouent à l'évidence un rôle essentiel dans le bon déroulement de l'examen.

Les résultats de la mammographie font l'objet d'un compte rendu qui est maintenant standardisé selon les règles de l'ACR (American College of Radiology). L'utilisation de cette classification est maintenant recommandée en France par la HAS[1]. En fonction de critères dont nous verrons plus loin certains détails, le radiologue qui interprète les clichés classe ceux-ci de 1 à 5 avec la signification suivante :

ACR	Description
1	Mammographie normale
2	Anomalie bénigne
3	Anomalie probablement bénigne
4	Anomalie indéterminée ou suspecte
5	Anomalie évocatrice de cancer

Un résultat classé ACR 1 ou 2 ne nécessite pas de poursuivre les investigations.

À l'opposé, un résultat classé ACR 4 ou 5 impose de vérifier par biopsie la nature de l'anomalie.

Le cas du classement en ACR 3 est évidemment plus complexe. L'attitude théorique est ici de contrôler par un nouvel examen quelques mois plus tard la stabilité ou au contraire l'évolution de l'image. Cette attitude est en fait sujette à interprétation : l'apparition d'une image ACR 3 chez une patiente présentant un risque personnel élevé conduira assez largement à la réalisation d'une biopsie à titre de précaution. C'est dans ce type de situation que la concertation entre plusieurs spécialistes prend bien sûr toute sa valeur.

1. Haute Autorité de santé.

➤ *Quelles images peut-on voir sur une mammographie ?*

> « Qu'est-ce qu'il regarde ? » « C'est quoi cette tache blanche ? » « Pourquoi prend-il une loupe ? C'est bon signe ou c'est mauvais signe ? »

La vue des radios est mystérieuse et inquiétante. La vue du médecin en train de les observer ne l'est pas moins. À aucun moment le fossé n'est plus grand entre médecin et patiente que pendant cette sorte de cérémonial de l'interprétation des clichés. D'un côté la patiente, avide d'une réponse si possible rassurante, si possible formelle, si possible rapide. De l'autre le médecin qui, devant une image suspecte, se construit son idée sur la question, parfois au premier coup d'œil, mais le plus souvent par un faisceau d'arguments où s'entremêlent connaissances livresques et expérience personnelle. Du cheminement de sa réflexion, il ne peut rien communiquer en clair : même si un diagnostic porté sur la lecture d'une image peut être probable à 90 %, ce n'est jamais qu'une image. Il ne pourra dire que « c'est vraisemblablement... » « c'est possiblement... » et vous expliquer qu'une confirmation objective par biopsie d'un diagnostic présumé est « nécessaire », voire « indispensable ». Devant une image douteuse, à la question : « Mais alors, docteur, c'est un cancer que j'ai ? », il ne pourra pas répondre formellement à ce stade, seulement faire comprendre qu'il existe un certain degré de probabilité. Même une image classée ACR 5 peut en réalité correspondre à une anomalie bénigne après biopsie. **La radio n'est pas un microscope.**

Les images anormales sont parfois évidentes, mais peuvent aussi être extrêmement discrètes, à la limite de la visibilité. Il faut se méfier des images dites construites qui sont des illusions d'optique. Toute anomalie doit pouvoir être retrouvée sur deux clichés pris perpendiculairement, ne serait-ce que pour pouvoir préciser sa localisation dans le sein. Il est également hautement utile de pouvoir comparer les clichés actuels à des documents antérieurs.

Les images les plus fréquentes sont les suivantes, en sachant qu'il existe très souvent des associations d'images qu'il faut savoir rechercher :

• *L'opacité*[2] *stellaire* : sa forme en étoile est le signe le plus classique du cancer du sein. Il existe des images bénignes qui peuvent simuler cet aspect, en particulier des cicatrices, mais, en règle générale, une image stellaire doit être considérée comme un cancer jusqu'à preuve du contraire.

• *L'opacité nodulaire* : ronde ou ovale, pouvant simuler une lésion bénigne, plus ou moins bien limitée, parfois en « queue de comète ».

• *La désorganisation architecturale* : il s'agit d'un aspect assez subjectif et d'interprétation délicate. Cette dénomination fait allusion à la perte de régularité de la fine trame glandulaire du sein dont les travées convergent brusquement. On peut en rapprocher les *asymétries de densité* entre les deux seins quand on compare les deux côtés.

• *Les microcalcifications* : ce sont des images de très petite taille, parfois à la limite de la visibilité (c'est pour elles que vous verrez le médecin prendre une loupe). Éventuellement associées à d'autres anomalies, elles sont le plus souvent isolées, sans tumeur palpable et sont, dans ce contexte, assez fréquemment retrouvées sur les clichés de dépistage systématique. Elles peuvent prendre des aspects très variables tant par leur forme que leur nombre et leur regroupement en

---

2. Les radios sont des négatifs noir et blanc que l'on examine sur un négatoscope. Une image qui arrête les rayons s'appelle une *opacité* et apparaît en blanc. Une image transparente aux rayons s'appelle *clarté* et apparaît en noir. Question d'habitude…

foyer. Elles correspondent majoritairement à des anomalies bénignes et sont alors classées ACR 2, mais leur aspect peut être plus suspect et mériter la classification ACR 3 à ACR 5. Les microcalcifications circulaires, en cupule, en tasse à thé sont presque toujours bénignes. Les microcalcifications très irrégulières ou poussiéreuses, ou surtout d'aspect « vermiculaire », ou encore bifides sont beaucoup plus suspectes. En plus de leur aspect, les microcalcifications seront d'autant plus inquiétantes que leur nombre est élevé, qu'elles sont polymorphes, qu'il existe de nombreux foyers ou un foyer très étendu, et que l'âge de la patiente est élevé. Les microcalcifications ACR 4 ou 5 sont souvent le signe de l'existence d'un *carcinome in situ*.

➤ *Le dépistage individuel et collectif*

Nous avons déjà dit et redit que la découverte d'un cancer du sein à un stade précoce était la meilleure façon d'augmenter les chances de guérison. La recherche systématique d'une anomalie mammographique en l'absence de toute tumeur palpable relève de ce principe. La réalisation de mammographies de dépistage peut être effectuée à titre individuel ou dans le cadre d'une campagne organisée.

Le bénéfice attendu d'une campagne de dépistage de masse serait (bien que ce chiffre soit largement sujet à discussion) une diminution de mortalité de l'ordre de 30 %.

Ce dépistage organisé est actuellement destiné aux femmes de 50 à 74 ans. Pourquoi cette fourchette d'âge somme toute assez restrictive ? Essentiellement pour des raisons de rentabilité, ce terme devant être pris dans un sens assez large et pas seulement pour sa signification financière. En effet, d'une part le cancer du sein devient beaucoup plus fréquent après 50 ans, d'autre part l'aspect et la structure du sein rendent le diagnostic d'anomalies mammographiques plus efficace après cet âge. Mettre la barre à 50 ans permet donc en théorie à la fois de diminuer le nombre d'examens inutiles (moins de patientes indemnes inutilement radiographiées) et d'augmenter le nombre d'examens utiles (davantage de cancers trouvés pour un nombre donné de mammographies). Déplacer le curseur, c'est-à-dire mettre l'âge de départ à, disons 45 ans, serait, toujours théoriquement, risquer d'augmenter le nombre d'examens inutiles et d'augmenter le risque de *faux négatifs*, c'est-à-dire d'examens n'ayant pas permis le diagnostic en présence d'un cancer. Tout cela est peut-être un peu trop subtil et tient surtout largement compte d'un paramètre omniprésent qui est celui du coût financier de ces campagnes, entièrement supporté par l'Assurance-maladie. Et puis, en poussant un peu le précédent raisonnement, on en arrive logiquement à se demander pourquoi il existe une limite d'âge supérieure pour le dépistage, puisque le rendement théorique de l'examen augmente avec l'âge. Mais il est des questions auxquelles, parfois, il est préférable de ne pas chercher à répondre…

La récente polémique qui tente de remettre en cause le bien-fondé des campagnes de dépistage de masse a semé le trouble en arguant que ces campagnes étaient responsables d'un certain nombre de « surdiagnostics » et de « surtraitements » appliqués à des femmes dont la tumeur n'aurait *peut-être* pas évolué défavorablement. Il s'agit d'une spéculation éminemment hasardeuse qu'il faut à tout prix combattre ; le dépistage sauve de nombreuses vies et son bilan est largement positif.

Ces campagnes de dépistage de masse ont été instaurées pour les femmes qui, pour une raison ou pour une autre, n'avaient jamais eu de mammographie. Les inciter à bénéficier de cet examen gratuit et de haute qualité (matériel agréé, double, voire triple lecture des clichés) est de toute évidence une bonne idée. Il n'en demeure pas moins que la réalisation de mammographies à titre individuel est considérée comme souhaitable par de nombreux auteurs pour toutes les femmes à partir de l'âge de 40 ans. Cet âge de début peut être abaissé s'il existe des facteurs de risque importants, en particulier des cas familiaux proches. Il est alors d'usage de réaliser dans ce cas une première mammographie (dite de « référence ») cinq ans avant l'âge où est apparu un cancer chez une parente.

L'échographie

➤ *Elle complète la mammographie*

C'est un examen simple, rapide, fiable, non invasif et non irradiant.

L'échographie devrait, logiquement, accompagner toute mammographie, *a fortiori* en cas d'anomalie radiographique[3]. Ces deux examens sont complémentaires l'un de l'autre dans la mesure où d'une part les renseignements fournis ne sont pas exactement les mêmes, d'autre part et surtout parce que leurs performances se complètent mutuellement. La mammographie donne sa pleine mesure avec les seins peu denses des femmes ménopausées tandis que l'échographie « voit » dans les seins très denses des femmes jeunes des lésions qui peuvent échapper à la mammographie. Un certain nombre de cancers n'ont pas de traduction mammographique et sont visibles en échographie, et l'inverse est également vrai.

L'écueil de l'échographie est qu'elle est « opérateur-dépendant ». C'est l'échographiste qui construit les images qu'il

---

3. Il y a quelques années, une directive de bonne pratique médicale (RMO) recommandait aux radiologues de ne pas réaliser systématiquement d'échographie du sein lors d'une mammographie sous peine d'être sanctionnés par la Caisse d'assurance-maladie. Cette recommandation est tombée en désuétude car un certain nombre de retards diagnostiques lui ont été imputés. Certains radiologues continuent toutefois, à tort, à l'appliquer.

interprète. S'il ne sait pas chercher et voir, il peut passer à côté d'une lésion de diagnostic difficile. Les images qu'il fournit ne sont que le reflet de ce qu'il a su trouver, au contraire de la mammographie dont les clichés peuvent faire l'objet d'une relecture par d'autres radiologues car ils sont la représentation objective d'une réalité. Rien ne remplace les années d'expérience…

➤ *Qu'apporte l'échographie en plus ?*

• Elle fait la différence entre ce qui est solide et ce qui est liquide : là où la mammographie ne voit qu'une *opacité*, une image qui arrête les rayons, l'échographie différencie un nodule solide d'un kyste. Un kyste est *transsonore*, les ultrasons le traversent sans être réfléchis par son contenu liquide. On constate même un *renforcement* du signal ultrasonore en arrière du kyste. À l'opposé un nodule solide va plus ou moins réfléchir les ultrasons sans provoquer de renforcement postérieur.

• Elle renseigne sur la structure interne de l'anomalie : celle-ci peut être *hypo-* ou *hyper*échogène selon la façon dont elle réfléchit les ultrasons. Elle peut être les deux à la fois (hétérogène) si sa structure est complexe.

• Couplée à un *doppler*, elle donne des renseignements sur la vascularisation d'un nodule, ce qui parfois peut être un élément d'orientation.

• Elle permet d'orienter fortement le diagnostic entre bénignité et malignité en fonction d'un certain nombre de critères. Ainsi, on soupçonnera la nature plutôt maligne d'un nodule :

– s'il est de surface irrégulière, mal limitée ;
– s'il atténue fortement le signal (atténuation postérieure) ;
– si son grand axe est perpendiculaire à la peau ;
– s'il ne se déforme pas au passage de la sonde.

À l'opposé, un nodule sera plutôt considéré comme bénin (par exemple un fibro-adénome) si :

– sa surface est régulière, bien limitée ;
– il ne présente pas d'atténuation postérieure ;
– son grand axe est parallèle à la peau ;
– il est souple, mobile.

• L'échographie permet également de *mesurer* la taille d'une lésion, en trois dimensions. Ces mesures sont précises et fiables et se rapprochent beaucoup plus de la réalité que celles de la mammographie.

L'échographie présente toutefois un certain nombre de limites :

• Sa définition est très inférieure à celle de la mammographie. Par exemple dans le cas des microcalcifications, elle n'a d'intérêt que pour la recherche d'anomalies associées, mais elle ne « voit » pas directement les images de très petite taille.

• Dans des seins majoritairement graisseux, elle aura du mal à différencier un petit cancer du tissu graisseux environnant dont l'aspect échographique est souvent similaire. La lésion maligne ne sera soupçonnée dans ces cas que par des signes indirects comme une plage d'atténuation du signal.

Les autres techniques d'imagerie

Les autres techniques d'imagerie, plus ou moins complexes, n'ont que peu ou pas d'indications à ce stade du chemin vers le diagnostic. Nous en passerons quelques-unes en revue, en précisant leur rôle et à quel moment et dans quel cas elles pourront être utiles.

➤ *Le scanner*

La définition optique du scanner est très inférieure à celle de la mammographie. Il n'a aucun intérêt pour le diagnostic de cancer du sein. Ses indications sont surtout dans la recherche d'éventuelles métastases au niveau du foie, du poumon ou du cerveau, ainsi que pour la surveillance de l'efficacité du traitement sur ces lésions.

➤ *L'IRM*

L'IRM (ou imagerie par résonance magnétique) est un examen non irradiant (pas de rayons) qui est intéressant car il permet de déceler des tumeurs malignes dans des cas où le couple mammographie-échographie est tenu en échec. C'est le cas par exemple de petites tumeurs dans des seins très denses, « difficiles », et surtout dans des seins déjà opérés : l'indication principale de l'IRM est en effet la détection de *récidives locales* après un traitement ayant conservé le sein. Le contraste est obtenu par injection de *gadolinium*. L'obtention d'une image suspecte en IRM est hautement évocatrice de malignité[4].

Étant donné la grande *sensibilité* de cet examen, il a été proposé de l'effectuer assez largement en surveillance ou même en dépistage chez les patientes à très haut risque telles que les porteuses d'une mutation BRCA.

Enfin, l'IRM peut être indiquée avant chirurgie dans des cas où l'on soupçonne que deux ou plusieurs foyers cancéreux peuvent exister dans le même sein (cancer bi- ou multifocal) : comme nous le verrons, cette éventualité contre-indique la chirurgie conservatrice du sein et il est important de connaître à l'avance ce type de situation.

Le gros problème de l'IRM est justement sa forte sensibilité, c'est-à-dire la capacité de détecter tout ce qui n'est pas une morphologie « normale » du sein. Mais la plupart des « anomalies » retrouvées à l'IRM ne sont pas des cancers. Il existe

---

4. Le terme technique consacré est « valeur prédictive positive » (VPP).

des critères précis associés permettant soit de suspecter fortement une lésion cancéreuse, soit de préconiser une surveillance rapprochée.

Plusieurs études ont souligné l'intérêt diagnostique de cet examen qui toutefois entraîne également des risques de « surdiagnostic » avec comme conséquence un geste chirurgical parfois plus lourd que nécessaire. Cela explique que toute anomalie fortement suspecte de malignité à l'IRM et non visualisée à l'imagerie traditionnelle (mammographie et échographie) nécessite un prélèvement biopsique afin d'en préciser la nature.

> L'IRM est, et doit donc rester, un examen de seconde intention, venant en complément de la mammographie et de l'échographie, hormis des cas exceptionnels.

➤ *La scintigraphie osseuse*

Elle est employée assez largement à la recherche de métastases osseuses. Elle est pratiquement systématique lors du bilan initial de la maladie, mais dans la pratique n'est pas toujours faite avant la chirurgie chez les patientes présentant un cancer à un stade précoce : la probabilité de métastase décelable est ici extrêmement faible et l'examen aurait surtout pour conséquence de retarder la chirurgie… Ici encore, tout dépend des habitudes de chaque équipe.

Le principe est l'injection d'un *traceur radioactif* qui va se fixer sur des foyers osseux pathologiques. Le corps entier est examiné à l'aide d'une caméra spéciale qui va déceler des zones d'*hyperfixation*. Certaines situations (rhumatismes, séquelles de fracture) sont susceptibles de donner des images anormales pouvant prêter à confusion. La confrontation de ces images avec la radiographie permet le plus souvent d'affiner le diagnostic.

La scintigraphie osseuse n'est pas un examen de surveillance. En général, on en réalise une en début de traitement. Celle-ci est le plus souvent normale et servira d'examen de référence, pouvant être comparée par la suite à d'autres images. Si, au cours de la surveillance, apparaissent un jour des symptômes permettant éventuellement de soupçonner la survenue de métastases osseuses, une nouvelle scintigraphie sera souvent pratiquée.

➤ *Le PET-scan*

C'est le plus récent des examens d'imagerie. De plus en plus de centres en disposent actuellement. La dénomination francophone est « TEP » ou tomographie par émission de positons.

Son principe est le même que celui de la scintigraphie. Un traceur radioactif est injecté et va se fixer préférentiellement sur certaines zones de l'organisme. Le traceur communément utilisé dans le cadre du bilan d'extension de la maladie est un sucre radioactif délivré en très faible quantité (glucose marqué au ^{18}fluor : le 18-fluoro-D-glucose ou ^{18}FDG). Le sucre est le « carburant » essentiel des cellules actives, particulièrement au niveau du cœur et du cerveau. En dehors de ces deux sites, le ^{18}FDG, marqué radioactivement, va se concentrer dans des zones dont l'activité métabolique est intense. Les cellules cancéreuses, mais également les sites inflammatoires ont une plus forte consommation de glucose que leurs voisines et la caméra va repérer ces foyers hyperactifs.

Le TEP-scan n'a pas démontré son intérêt en dépistage et n'est donc pas utilisé dans cette indication. Sa sensibilité est moindre que celle de la mammographie (les images pathologiques n'apparaissent que pour des lésions de l'ordre du centimètre), et encore moindre que celle de l'IRM. Toutefois de nouvelles techniques de TEP plus spécifiques à l'exploration des seins sont en cours d'évaluation (mammo-TEP).

Le TEP-scan est en revanche extrêmement performant pour la recherche de métastases, aussi bien osseuses que « viscérales » : foie, poumon, etc. Le TEP-scan a désormais des indications dans le cadre du bilan d'extension de maladies à risque important de dissémination. Son utilisation dans le cadre du suivi de certains traitements ou de la surveillance de patients en rémission est discutée en fonction de la situation clinique.

> En dehors de l'utilisation du ^{18}FDG, de nouveaux traceurs plus spécifiques de certains sous-types de cancers du sein, comme le ^{18}FES (œstradiol marqué au ^{18}F permettant de visualiser la localisation de récepteurs hormonaux) sont en cours d'évaluation dans le cadre d'essais cliniques.

Les prélèvements biopsiques

Au point où nous en sommes, il existe un doute sur la présence d'un cancer sous forme d'une tumeur, ou simplement d'une image, plus ou moins suspecte. L'étape suivante du diagnostic va donc en toute logique chercher à apporter l'élément objectif qui confirmera ou infirmera ce doute. Cette preuve formelle ne pourra être fournie que par l'examen au microscope d'un prélèvement de la lésion.

Les indications des différentes techniques de prélèvement vont dépendre de la présentation du problème : face à une tumeur palpable, ou au contraire à une image « infraclinique », la tactique sera nécessairement différente. Il existe en outre des habitudes individuelles ou d'école qui font qu'il n'existe pas (pas encore...) de conduite consensuelle et généralisée quant aux indications respectives des techniques de biopsie. Nous nous contenterons donc de les décrire et d'indiquer quelle est la tendance actuelle.

➤ *La chirurgie à visée diagnostique*

Si elle a longtemps été pratiquée, elle est devenue exceptionnelle, car la réalisation des biopsies préopératoires, désormais pratiquement systématiques, permet d'optimiser les stratégies de prise en charge et de mieux programmer un geste chirurgical adapté sur le sein et la région axillaire : « prendre le temps au départ pour en gagner au final en faisant d'emblée la bonne opération ».

Dans les rares cas où la chirurgie à visée diagnostique serait retenue, elle nécessite systématiquement une confirmation de la malignité par examen au microscope de la tumeur pendant l'opération. Cet examen qui porte le nom d'***examen extemporané*** est évidemment la clé de voûte du système. Il doit pouvoir affirmer en quelques minutes, pendant que la patiente est opérée, s'il s'agit ou non d'un cancer et s'il a bien été enlevé en totalité. Il est donc nécessaire de disposer sur place de la collaboration d'un anatomopathologiste avec son matériel. Cet examen n'est réalisable que si la tumeur a des dimensions suffisantes (environ 10 millimètres[5]).

> Il est fortement déconseillé de pratiquer un examen extemporané en cas de lésion de très petite taille comme les foyers de microcalcifications, car le « matériel » à examiner est en trop faible quantité : l'examen extemporané étant pratiqué dans des conditions techniques moins rigoureuses que l'examen « normal », il risque de rencontrer des difficultés d'interprétation sur des lésions difficiles et de rendre ultérieurement impossible cet examen.

---

5. Comme toujours, ce chiffre est variable. C'est l'anatomopathologiste lui-même qui est en mesure de décider si l'examen extemporané est raisonnablement possible.

➤ *La cytoponction : pas toujours fiable*

Le principe de la cytoponction est d'extraire d'une zone supposée malade (par exemple un nodule) des *cellules isolées*[6], par aspiration ou par capillarité.

Les cellules ainsi ramenées sont examinées au microscope après coloration. On peut ainsi déceler la présence de cellules cancéreuses. On peut aussi théoriquement tester la présence ou l'absence de récepteurs hormonaux.

Autrefois assez systématiquement pratiquée, car simple à réaliser, la cytoponction voit sa place s'amenuiser régulièrement, car sa fiabilité dépend de l'expertise du cytologiste.

• Cet examen ne ramène que des cellules et pas du tissu tumoral complet. Il ne peut donc en général pas dire en présence de cellules cancéreuses s'il s'agit d'un carcinome infiltrant ou d'un carcinome *in situ*.

• La fiabilité de l'examen est variable en fonction de l'habitude du médecin qui effectue le prélèvement, et les résultats d'une équipe à l'autre sont sujets à variation. Il y a des *faux négatifs*, c'est-à-dire une réponse négative alors que le prélèvement a eu lieu sur un authentique cancer, dans les meilleures mains. Les causes de ces faux négatifs sont multiples : prélèvement mal dirigé ou insuffisant, tumeur très différenciée dont les cellules auront un aspect proche de la normale, saignement pendant le prélèvement rendant l'interprétation difficile.

• La cytologie nécessite une grande expertise de la part du médecin qui examine le prélèvement ; les écueils sont donc nombreux et les résultats malheureusement parfois pas assez contributifs.

---

6. « Cyto » signifie cellule, par opposition à « histo » qui signifie tissu : un prélèvement *cytologique* examine seulement des cellules, un prélèvement *histologique* examine le tissu dans son intégralité.

Une réponse négative n'aura donc aucune valeur, et risque de surcroît d'entraîner un effet pervers : « Pourquoi avoir fait ce prélèvement si vous n'en tenez pas compte ? » ou pire : « Je ne veux pas être opérée puisque la cytoponction n'a rien montré d'inquiétant »...

> Toutes ces incertitudes sont inacceptables et dans la pratique, bien que les faux positifs soient, eux, exceptionnels, aucune équipe spécialisée ne prendra une décision importante sur la foi unique d'un examen qui n'a au mieux qu'une valeur d'orientation.

Deux exceptions :

• La cytoponction d'un ganglion. Ici, sous réserve d'une technique appropriée, les résultats sont fiables. On la réalise en général sur des ganglions assez volumineux et suspects, souvent sous contrôle échographique. Retrouver des cellules épithéliales dans un ganglion est en soi anormal : la positivité du prélèvement est alors facile à affirmer. Mais ici encore la méfiance est de règle et on a tendance à ne prendre en compte que les résultats positifs.

• La ponction d'un kyste. Il est inutile de ponctionner les petits kystes indolores : ces lésions sont bénignes, banales et doivent être considérées comme des non-événements. La ponction n'est une bonne indication que dans le cas d'un kyste très volumineux devenu douloureux pour lequel la ponction va entraîner un soulagement immédiat et spectaculaire, physique et psychologique... Une autre indication est celle de kystes pour lesquels l'échographie a émis un petit doute sur l'aspect de la paroi, et pour lesquels l'examen du liquide de ponction peut être assez informatif.

En pratique

Examen simple, pratiquement indolore, réalisable avec un matériel minimal au cabinet médical. Le point de ponction peut parfois très légèrement saigner et il faut juste le comprimer pendant quelques minutes.

➤ *Les biopsies : le standard*

À la différence de la cytoponction qui ne montre que des cellules isolées, les biopsies[7] vont permettre d'examiner du tissu tumoral complet. Elles permettent donc un diagnostic précis du type de lésion, sous réserve bien sûr d'avoir correctement atteint leur cible. Les différentes techniques de biopsie sont réalisées sous anesthésie locale.

Ces prélèvements sont sans danger. Ils ne comportent pas de risque de dissémination. Les complications sont rares, surtout des hématomes sans gravité, qui s'amendent en général spontanément.

Les biopsies non guidées

Prenons le cas par exemple d'une volumineuse tumeur dont la taille va contre-indiquer la chirurgie première. La réalisation d'une biopsie va permettre de confirmer le diagnostic, de recueillir quelques éléments pronostiques (grade SBR, récepteurs hormonaux, HER2) et de commencer un traitement *néoadjuvant*.

La biopsie dans ce cas ne nécessite pas d'appareillage complexe pour guider le prélèvement, qui peut être réalisé à main levée. On utilise des aiguilles spéciales qui prélèvent un fragment de tissu (Tru-Cut®). Les aiguilles sont de petit calibre,

7. On parle aussi de « prélèvements biopsiques percutanés ».

en général de l'ordre de 14 gauges[8]. On peut prélever plusieurs fragments, sans qu'il soit nécessaire de piquer plusieurs fois.

Les biopsies guidées

En présence d'une lésion infraclinique, un petit nodule ou des microcalcifications, le prélèvement biopsique doit nécessairement être guidé par un examen d'imagerie, puisqu'on ne palpe rien.

Il existe maintenant des procédés associant un mammographe à image numérique et un système de guidage de l'aiguille à biopsie. C'est un ordinateur qui calcule l'angle et la profondeur où effectuer les prélèvements. Le matériel le plus ancien utilise des aiguilles assez fines 14G fonctionnant sur le même principe que les biopsies non guidées (microbiopsies).

Plus récemment sont apparus des systèmes procédant par *aspiration*, à l'aide d'aiguilles de calibre plus élevé (10 ou 11G). Ces derniers systèmes, par exemple le système Mammotome® (*figure 4*) ou le système Vacora® réalisent des *macrobiopsies*.

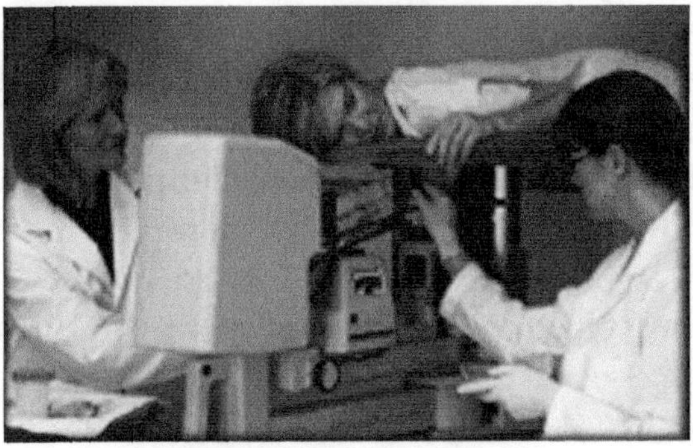

Figure 4. Mammotome®.

---

8. Le gauge (abréviation : G) est une unité de calibre qui est universellement employée et que vous pourrez rencontrer sur un compte rendu d'examen. En pratique, plus le chiffre est élevé, plus c'est fin. Une aiguille 22G est très fine, une 11G est plus grosse. Une aiguille 18G a un calibre d'environ 1 millimètre, une 12G un calibre d'environ 2 millimètres et ainsi de suite.

Micro- ou macrobiopsies peuvent aussi être couplées à un appareil d'échographie si la « cible » (un nodule par exemple) le permet.

Les microbiopsies tendent actuellement à laisser la place aux macrobiopsies notamment dans le cas de microcalcifications sans masse palpable. Le calibre du prélèvement étant plus important, il n'y a pratiquement pas de faux négatifs. En cas de lésion de très petite taille, la macrobiopsie par aspiration peut même réaliser l'ablation complète de la lésion, rendant le geste chirurgical inutile si la lésion est bénigne. En cas de lésion maligne ou douteuse, un temps chirurgical systématique permettra de garantir l'exérèse complète de la lésion. Cela explique qu'après toute macrobiopsie il est d'usage de laisser en lieu de la zone biopsiée un repère métallique (clip) permettant de mieux orienter le geste chirurgical ultérieur.

La pratique de macrobiopsies est maintenant devenue une recommandation standard devant un foyer de microcalcifications suspect.

Pourtant, elle n'est pas toujours réalisée. Les raisons en sont diverses.

Il faut signaler que le geste, bien que peu douloureux, est considéré comme stressant et inconfortable par certaines patientes. Il est indispensable que l'équipe soignante prenne un temps suffisant pour expliquer le déroulement de l'examen et rassurer les patientes.

Par ailleurs, la macrobiopsie n'est pas réalisable dans toutes les situations :

– des microcalcifications très superficielles ne sont pas accessibles à cette technique. Il est nécessaire dans ces cas rares de recourir à une biopsie chirurgicale d'emblée après repérage ;
– des antécédents médicaux ou la prise de certains médicaments peuvent également rendre ce geste difficile. La prise d'anticoagulants ou d'aspirine peut gêner le geste

biopsique du fait du risque hémorragique. Cette contre-indication est relative et peut être levée après avoir pris les mesures appropriées. Il n'en va pas de même avec l'insuffisance respiratoire grave ou les problèmes rhumatologiques sévères, qui peuvent techniquement empêcher l'examen.

Mis à part ces différents points, le bénéfice apporté par les macrobiopsies est considérable. Cette technique s'est généralisée en quelques années, en particulier donc pour le diagnostic des images infracliniques, découvertes plus fréquemment dans le cadre du dépistage.

Que faire après tous ces examens ?

L'anapath a rendu son verdict. Ce n'est pas pour autant la fin du monde, mais le moment de passer à la contre-attaque.

➤ *Les premiers éléments d'orientation*

Afin d'adapter la stratégie à la situation, les points suivants doivent être résolus :

- Faut-il d'abord opérer, et si oui, quelle opération proposer ?
- Est-il préférable de commencer par un traitement médical avant toute chirurgie ?

Ces deux questions sont, en fait, dépendantes l'une de l'autre. La réponse sera fournie par les différents éléments de diagnostic que nous venons d'énumérer. Nous reverrons tout cela en détail.

Schématiquement :

• *Un diagnostic de carcinome intracanalaire* va entraîner une décision de chirurgie. L'absence de risque métastatique permet de prendre cette décision rapidement mais sans urgence et en prenant le temps de la réflexion sur la nature du geste chirurgical.

• *Un diagnostic de carcinome infiltrant* va entraîner une réflexion stratégique sur l'intérêt d'un bilan d'extension de la maladie et la nature de la séquence thérapeutique. Certaines situations amènent à proposer un traitement médical premier avant toute chirurgie (le plus souvent par chimiothérapie mais parfois par un traitement antihormonal). Différents critères font envisager cette stratégie (néoadjuvante) :

- la taille volumineuse de la tumeur (T2-T3) est très souvent une indication à une mastectomie. Dans ce cas, le traitement néoadjuvant vise à augmenter les chances de conservation du sein.
- l'existence de signes inflammatoires (PEV2 ou PEV3) contre-indique la chirurgie première. Dans ce cas, le traitement néoadjuvant vise à permettre un geste ultérieur de mastectomie en réduisant le risque d'évolution métastatique ;
- l'existence d'un gros ganglion « fixé » (N2) ou d'une tumeur très avancée (T4) relève de la même stratégie ;
- l'existence d'une situation métastatique nécessite le plus souvent avant tout geste chirurgical la nécessité de contrôler la maladie. Le geste chirurgical ne sera discuté qu'en présence d'une maladie stabilisée.

Ces situations sont rares au regard du nombre de cancers diagnostiqués. Dans la très grande majorité des cas, les cancers infiltrants sont découverts à des stades précoces et peuvent bénéficier d'un traitement chirurgical premier. Il n'en reste pas moins que le bilan d'évaluation initial doit déceler ces contre-indications. L'examen clinique spécifique (seins et aires ganglionnaires) mais également général permet au mieux de guider d'éventuelles explorations complémentaires afin d'optimiser la stratégie thérapeutique.

Des cas heureusement rares de tumeurs localement très évoluées, parfois surinfectées, peuvent conduire à pratiquer une chirurgie de « propreté » et de confort même en cas de maladie non encore contrôlée par un traitement systémique.

CHAPITRE 4

Le traitement

Le traitement des cancers du sein n'est pas simple à schématiser.

Afin de rester aussi clair que possible et notamment éviter trop de redites, nous emploierons donc la présentation suivante : d'abord une description des méthodes thérapeutiques, puis l'étude des différentes situations, et des indications qui en découlent.

Les méthodes de traitement

➤ *La chirurgie*

Elle débute par la consultation avec l'anesthésiste. C'est un temps important et bien sûr obligatoire. Elle permet d'évaluer un certain nombre de problèmes d'ordre général (cardiaques, respiratoires, etc.). Elle permet aussi et surtout de répondre aux questions concernant le déroulement de l'anesthésie et la gestion de la douleur, souvent source d'angoisse.

En pratique

Vous devrez remplir un questionnaire complet concernant entre autres les opérations chirurgicales déjà subies, les maladies et les traitements en cours.
Apportez les ordonnances, radios, électrocardiogrammes, examens récents.
L'anesthésiste que vous verrez en consultation n'est pas forcément celui qui vous endormira : cela dépend des équipes et de leur fonctionnement.
N'hésitez pas à poser des questions sur le déroulement de l'anesthésie, la prise en charge de la douleur après l'opération, qui fait maintenant l'objet d'une attention systématique.
Les risques de l'anesthésie sont extrêmement faibles au regard du nombre d'actes réalisés chaque jour. Les accidents sont rarissimes mais toujours fortement médiatisés, ce qui génère une angoisse supplémentaire dont vous vous seriez bien passée... L'anesthésiste doit (c'est la loi) vous informer au sujet de ces risques.
Vous aurez enfin à signer un *formulaire de consentement éclairé.* Par ce document, vous attestez que vous avez été informée au sujet de l'anesthésie et de ses risques. Cela ne constitue pas une décharge de responsabilité de l'anesthésiste, mais une simple preuve que vous avez reçu l'information correspondante.

On distingue les traitements *conservateurs* du sein des traitements *radicaux* ou *non conservateurs*. La chirurgie de reconstruction du sein fera l'objet d'un chapitre particulier.

Les traitements conservant le sein

Une large majorité des cancers du sein bénéficient maintenant d'un traitement conservateur.

Le principe est de réaliser l'ablation d'une zone malade en conservant le reste du sein.

L'objectif est d'enlever toute la tumeur.

Il faut passer suffisamment à distance de la tumeur, en respectant une *marge de sécurité*. La taille de cette marge ne fait pas l'objet d'un consensus. Elle varie d'une équipe à l'autre entre 1 et 10 millimètres.

En pratique, elle devra être d'autant plus importante que :
– la patiente est jeune ;
– la tumeur est agressive sur le plan anatomopathologique ;
– il existe des lésions de carcinome intracanalaire.

En cas de chirurgie conservatrice, on réalise le plus souvent possible un **examen extemporané** afin de vérifier pendant l'opération la qualité des marges et diminuer le risque de réintervention en cas d'exérèse insuffisante. En cas de doute, l'anatomopathologiste demande une *recoupe* à distance pour assurer une meilleure sécurité. Il arrive parfois qu'un envahissement d'une marge ne soit pas vu en extemporané mais seulement sur l'examen définitif quelques jours après l'opération. Il peut être alors nécessaire de réopérer pour s'assurer que la zone de sécurité est satisfaisante.

Les traitements conservateurs portent différents noms : *tumorectomie, zonectomie, quadrantectomie, segmentectomie*... selon la quantité de tissu mammaire enlevée autour de la tumeur. Le problème est qu'il n'existe aucune définition universelle à ces termes : un même mot pourra, selon le chirurgien qui l'emploie, signifier tout autre chose que chez un autre. En définitive, seules compteront objectivement la description de la taille de la tumeur et la mesure des marges.

Il faut respecter l'esthétique du sein : cet objectif est désormais un standard. Il est illogique de faire un traitement conservateur si le résultat doit conduire à une catastrophe esthétique (ne pas punir...). La maîtrise des techniques de chirurgie plastique du sein permet de faire face aux problèmes posés par l'ablation d'une tumeur volumineuse, ou simplement mal placée (une tumeur située à la partie inférieure du sein par exemple). Elle peut apporter aussi un réel bénéfice en termes de sécurité. La chirurgie oncoplastique a en quelque sorte codifié les techniques optimales à adopter pour obtenir les meilleurs résultats en fonction de la situation anatomique de la tumeur.

Les cicatrices doivent être suffisantes, sans excès inutiles.

La taille de la cicatrice doit être suffisante pour permettre l'ablation de la tumeur dans de bonnes conditions, sans acrobatie. L'enjeu est clair en termes de sécurité.

En revanche, la cicatrice a tout à fait le droit pour ne pas dire le devoir d'être **discrète** (*figure 5*) :

• Il n'est pas forcément nécessaire que l'incision soit faite en regard de la zone à retirer. On peut très souvent faire l'incision à un endroit où la cicatrice sera ultérieurement peu visible : par exemple autour de l'aréole (*périaréolaire*), ou dans le pli qui est sous le sein (*sous-mammaire*).

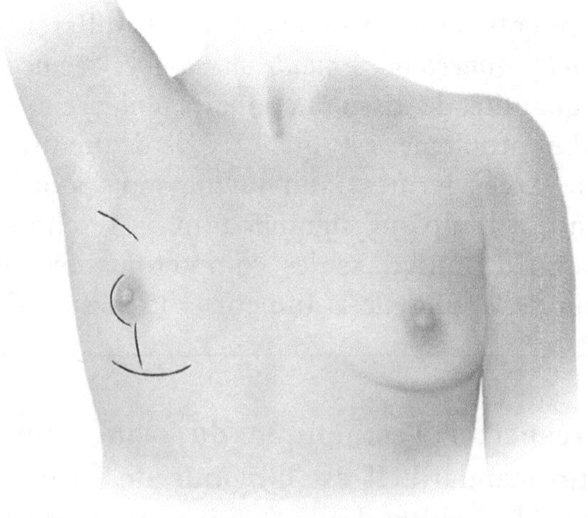

Figure 5. Les cicatrices.

• Si, malgré tout, l'incision doit être faite « en plein sein », il faut respecter certaines règles visant à éviter les cicatrices disgracieuses ou déformant le sein (par exemple les cicatrices qui risquent de déformer ou déplacer l'aréole).

• Il est le plus souvent inutile de retirer de la peau. Ce geste n'est indiqué qu'en cas d'envahissement cutané par une tumeur superficielle, ce qui est rare[1]. Bien que dénuée de toute justification scientifique, il s'agit pourtant d'une habitude assez répandue, qui rend plus difficile la correction des conséquences de l'ablation de la tumeur.

• Il peut toutefois arriver que l'on soit amené à retirer de la peau de façon délibérée, dans un but esthétique. Dans le cas d'une tumeur très volumineuse ou mal placée, on pourra, nous l'avons vu, réaliser dans le cadre de la chirurgie oncoplastique une véritable *plastie mammaire*, avec une technique comparable à celles employées en chirurgie esthétique. Les cicatrices sont alors celles que l'on retrouve classiquement après cette chirurgie (cicatrice en T inversé).

• La qualité des sutures est importante. On utilise de préférence un faufilage à l'intérieur du derme (*surjet intradermique*) plutôt que des points sur la peau, qui laissent des cicatrices en échelle.

Malgré toutes ces précautions esthétiques essentielles, nous sommes tous différents face aux phénomènes de cicatrisation. Ainsi, les chirurgies les plus précautionneuses peuvent parfois se compliquer de cicatrices disgracieuses parfois favorisées par des facteurs de risque individuels parmi lesquels nous retiendrons le tabagisme, le diabète, la pigmentation cutanée, le jeune âge… Il peut arriver que des cicatrices initialement discrètes deviennent hypertrophiques et pigmentées, réalisant au maximum l'aspect de cicatrices *chéloïdes*, qui peuvent être

1. Et qui, de surcroît, contre-indique souvent la chirurgie conservatrice…

prurigineuses[2] voire douloureuses. Leur survenue est rare en chirurgie courante du sein, mais elle n'est pas exceptionnelle après un geste oncoplastique complexe comme une plastie de réduction. Il existe toutefois des moyens simples de prévenir ou de limiter le risque de cicatrice hypertrophique, comme l'utilisation de pansements compressifs au gel de silicone. En tout état de cause, la radiothérapie dont nous verrons qu'elle est systématique après chirurgie conservatrice du sein a une action bénéfique souvent spectaculaire sur la qualité des cicatrices.

Les traitements non conservateurs

L'ablation totale du sein est une *mastectomie* ou *mammectomie*.

La technique employée de façon quasi universelle est l'opération de *Patey* ou mastectomie radicale modifiée[3].

Le principe est de retirer la totalité du tissu glandulaire. Sauf cas très particulier, elle ne touche pas aux muscles.

Cette opération n'a, bien sûr, de raison d'être que si elle est complète, sinon ce n'est pas la peine… La difficulté réside dans le fait que la glande est parfois très étalée et qu'il n'existe pas toujours de limite bien définie entre la peau et la glande. Sauf dans les cas où l'on planifie une reconstruction immédiate, il n'est pas nécessaire, ni même souhaitable, de laisser trop de peau en place. La fermeture de la peau doit se faire sans tension.

La cicatrice sera dans l'ensemble horizontale ou très légèrement oblique. Elle est réalisée avec les mêmes techniques et le même soin que précédemment.

Nous avons déjà vu, en évoquant la chirurgie préventive chez les femmes à risque, la *mastectomie sous-cutanée* et la *mastectomie avec conservation de l'étui cutané*. Ces interventions

2. C'est-à-dire entraînant une démangeaison.

3. L'opération de Halsted, dont nous parlions dans le premier chapitre, est maintenant abandonnée.

n'ont d'intérêt qu'accompagnées d'une reconstruction immédiate, et nous les retrouverons au chapitre consacré à la chirurgie de reconstruction.

Les ganglions de l'aisselle

Le traitement chirurgical des cancers infiltrants nécessite un examen des ganglions lymphatiques de l'aisselle. Deux buts sont recherchés :

• Le premier but est *pronostique*, car l'examen des ganglions va permettre de classer la tumeur en N– ou N+, selon l'absence ou la présence de cellules malignes à l'intérieur de ces ganglions. Ce classement aura une grande importance pour la détermination de l'indication du traitement postopératoire. Pour que le résultat soit exploitable, le nombre de ganglions prélevés doit être significatif.

• Le second but est *thérapeutique*, l'ablation de ganglions malades permettant d'éradiquer des foyers de la maladie qui pourraient autrement être à l'origine d'éventuelles rechutes.

Les cancers *in situ* ne nécessitent théoriquement pas de prélèvement ganglionnaire. En revanche, la présence d'une zone d'infiltration, même microscopique, diagnostiquée sur la biopsie, voire une lésion *in situ* très étendue et/ou très agressive (comédocarcinome), fait qu'il existe un risque théorique d'atteinte ganglionnaire.

Le prélèvement des ganglions de l'aisselle se fait classiquement par *curage ganglionnaire.* Toutefois, lorsqu'il existe un risque faible d'envahissement ganglionnaire, l'exploration de l'aisselle peut consister uniquement en l'étude du *ganglion sentinelle.* Cette technique que nous verrons en détail est devenue un standard et permet d'atteindre les objectifs de l'exploration axillaire en réduisant les effets secondaires du curage.

LE CURAGE GANGLIONNAIRE

C'est l'ablation des ganglions lymphatiques du creux axillaire, respectant les éléments anatomiques importants, en particulier les nerfs.

Au cours d'un traitement conservateur, le curage ganglionnaire nécessite une cicatrice séparée. Celle-ci est située dans le creux de l'aisselle à la limite de la zone pileuse. En revanche, au cours d'une mastectomie, le curage est effectué en « monobloc » avec le sein, par la même incision.

La technique chirurgicale du curage est très « réglée », dans le but d'apporter un maximum d'information, d'éradiquer les foyers de la maladie et de minimiser les séquelles. Les « gros bras » que l'on observait autrefois après chirurgie du cancer du sein ont pratiquement disparu grâce au respect des vaisseaux lymphatiques provenant du membre supérieur et à une meilleure connaissance de l'anatomie. Il n'en reste pas moins que le curage ganglionnaire peut entraîner un certain nombre de conséquences indésirables, certes bénignes mais parfois pénibles.

• Les écoulements de liquide lymphatique persistants sont très fréquents : ils surviennent chez près de la moitié des patientes. Ils se manifestent le plus souvent par l'apparition d'une poche liquidienne sous la cicatrice, parfois volumineuse (*lymphocèles*). Ils se traitent par ponctions, lesquelles sont strictement indolores. Plusieurs ponctions sont en général nécessaires, mais l'écoulement se tarit en règle générale au bout d'une à deux semaines.

• Les troubles sensitifs sont également fréquents : diminution de la sensibilité de la face interne du bras, parfois mais pas toujours définitive ; sensations de piqûre ou de brûlure du bras, en général transitoires. Un certain degré de limitation douloureuse des mouvements de l'épaule n'est pas rare.

• Bien que le classique *gros bras* ait maintenant pratiquement disparu, il peut arriver que le membre supérieur, et en particulier la main, soit le siège d'un œdème plus ou moins marqué. Ce *lymphœdème* est d'apparition parfois très tardive après la chirurgie. Sa fréquence a nettement diminué depuis l'abandon quasi total de la radiothérapie de l'aisselle et la limitation de l'agressivité du curage. Il est important d'en prévenir l'apparition en respectant un certain nombre de précautions (voir encadré).

• Le traitement du lymphœdème est difficile. Il fait largement appel à la kinésithérapie et à la pressothérapie (manchon), les traitements médicamenteux étant peu efficaces. Certaines techniques chirurgicales de transfert de tissus lymphatiques sont en cours d'évaluation et réservées aux cas les plus graves, heureusement très rares.

Précautions après un curage axillaire

Éviter toute plaie ou brûlure du côté opéré : mettre des gants de jardinage, un dé pour coudre, etc.
Désinfecter soigneusement et traiter éventuellement par antibiotiques les plaies du côté opéré.
Éviter les prises de sang de ce côté.
Éviter la prise de tension artérielle de ce côté.
Éviter le port de charges lourdes, l'exposition solaire excessive.
Éviter les vêtements à emmanchures trop serrées.

LE GANGLION SENTINELLE

Comme on le voit, la réalisation d'un curage axillaire n'est pas strictement anodine : ce geste comporte des conséquences (« morbidité ») qui sont acceptables si le curage est utile et informatif, mais qui sont regrettables dans le cas contraire. Le problème est en fait que, dans les formes précoces ou peu étendues de la maladie, la majorité des curages seront négatifs et donc, d'une certaine façon, inutiles. De l'inutile au nuisible, il n'y a en l'occurrence qu'un pas, qu'ont voulu supprimer ceux qui se sont efforcés de réfléchir à la façon d'« alléger » ce geste.

Les premières tentatives de curages « light » ou mini-invasifs, par liposuccion ou par vidéo-endoscopie, ont été des échecs et ces techniques sont maintenant abandonnées, au profit de la recherche du ganglion sentinelle.

Le principe : isoler le premier ganglion lymphatique drainant la tumeur. S'il est indemne d'envahissement, les autres situés plus en aval le seront aussi. Le prélèvement d'un seul ganglion n'entraîne pratiquement aucun des désagréments du curage, lequel ne sera rendu éventuellement nécessaire que si et seulement si le ganglion sentinelle est envahi.

Les méthodes : il y a deux façons de repérer le ganglion sentinelle, par coloration et par marquage radioactif :

- la coloration est la méthode la plus simple. On injecte quelques centimètres cubes d'un colorant spécial (bleu Patente®) dans le sein en début d'intervention. En quelques minutes, ce colorant *lymphophile* qui se draine par le système lymphatique se retrouve dans le creux axillaire où il colore intensément le ganglion sentinelle. Les patientes doivent être prévenues que le sein restera un peu coloré en bleu pendant quelques semaines, et que le produit est également responsable d'une pigmentation bleutée des urines ;
- le marquage par traceur radioactif est un peu plus complexe, notamment au niveau logistique. On injecte, quelques heures avant l'intervention, un produit contenant un traceur radioactif (souvent du technétium 99). Cette injection ne peut être effectuée que dans un service spécialisé en médecine nucléaire : les établissements qui ne disposent pas d'un tel service doivent envoyer leur patiente se faire effectuer l'injection la veille de

l'intervention juste avant l'hospitalisation. Le traceur radioactif se retrouve dans le ganglion sentinelle que l'on peut repérer en faisant une *lymphoscintigraphie*. On peut aussi et surtout le repérer pendant l'intervention à l'aide d'une sonde de repérage (une sorte de compteur Geiger), ce qui permet son abord direct, minimisant ainsi la cicatrice et le temps de recherche. La radioactivité délivrée est extrêmement faible, sans danger pour la patiente et son entourage ;

– les deux méthodes peuvent être utilisées conjointement, ce qui semble conférer une efficacité maximale.

Les contraintes : le risque majeur de cette technique est d'avoir un *faux négatif*. Le ganglion prélevé est, à tort, déclaré indemne et le curage n'est pas effectué alors qu'il aurait dû l'être. Il existe plusieurs façons de minimiser ce risque :

• *La courbe d'apprentissage*. La technique du ganglion sentinelle ne s'improvise pas. Pour s'y former, le chirurgien doit effectuer un certain nombre de recherches du ganglion sentinelle au sein d'une équipe entraînée. En pratique, tout chirurgien prenant en charge les cancers du sein doit dominer cette technique désormais considérée comme un standard.

• *L'examen anatomopathologique du ganglion sentinelle* fait l'objet de controverses. Dans le but d'éviter une éventuelle réintervention en cas de positivité, cet examen est effectué en extemporané, au cours de l'intervention, mais il arrive qu'une atteinte ganglionnaire de très petite taille (micrométastase), voire que des cellules cancéreuses isolées, soient présentes et ne soient décelées qu'ultérieurement, lors de l'examen au laboratoire du ou des ganglions prélevés. La signification de ces micrométastases n'est pas actuellement bien définie, et il n'est pas certain du tout qu'elles aient la même valeur pronostique qu'un envahissement ganglionnaire plus important. En tout état de cause, on peut leur reprocher de pécher plus par excès que par défaut, principe de précaution oblige. L'enjeu initial de cette recherche de micrométastases était de ne pas omettre certaines indications de curage. Toutefois, plusieurs données récentes remettent en question l'indication d'un curage complémentaire en cas de micrométastase et *a fortiori* en cas de découverte de simples cellules isolées, en particulier dans le cas de tumeurs de petite taille, inférieure à 10 millimètres (T1a et b).

Cette recherche de micrométastases et de cellules isolées se fait par technique *immunohistochimique* et ne peut pour des raisons logistiques être réalisée en extemporané. C'est pourquoi ont été également développées des techniques intéressantes permettant de diagnostiquer en extemporané la présence de micrométastases grâce à la présence de la cytokératine normalement absente des ganglions (technique OSNA®[4]). Ces procédés sont toutefois contraignants de par leur coût relativement élevé ainsi que par leur côté chronophage (résultat en 45 à 60 minutes, ce qui rallonge significativement la durée opératoire). De plus, il s'agit de techniques « destructrices », empêchant ultérieurement l'examen histologique classique du ou des ganglions prélevés. La tendance actuelle à la « désescalade » dans les indications du curage complémentaire remet donc fortement en cause l'intérêt d'une telle approche.

• *La sélection* des patientes susceptibles de bénéficier d'une recherche du ganglion sentinelle est donc essentielle. Les recommandations actuelles préconisent de réserver cette technique aux femmes qui ont un risque d'atteinte ganglionnaire faible, c'est-à-dire essentiellement dans les cas de tumeurs T0 et T1 (jusqu'à 10 millimètres[5]). Seront en tout cas exclues de la technique les patientes déjà opérées de leur sein, celles chez qui on intervient ***après*** une chimiothérapie

4. One Step Nucleic Acid Amplification.
5. Les référentiels les plus récents valident l'utilisation du GS pour les tumeurs classées T2, c'est-à-dire jusqu'à une taille de 50 millimètres. Beaucoup d'équipes hésitent encore à appliquer des directives de ce type, notamment en raison de la grande fréquence des atteintes ganglionnaires dans ces situations.

néoadjuvante, celles présentant plusieurs tumeurs dans le même sein, ou enfin celles qui présentent à la palpation un ganglion suspect ou *a fortiori* positif en cytologie. De nouvelles données évoquent la possibilité de réaliser la technique du ganglion sentinelle ***avant*** une chimiothérapie néoadjuvante, permettant ainsi en cas de négativité d'éviter un curage au moment du geste chirurgical définitif. Toutefois, il faudra scrupuleusement respecter les contre-indications évoquées ci-dessus et tenir compte des données du bilan préthérapeutique.

Deux ou trois choses à savoir encore sur la chirurgie du cancer du sein

EST-CE QUE ÇA FAIT MAL ?

Les suites immédiates de l'ablation d'une tumeur du sein ne sont pas particulièrement douloureuses. En tout état de cause, la prescription de médicaments antidouleur commence en général dès l'intervention et est attentivement suivie par les anesthésistes dont c'est le métier. Vous êtes là pour être soignée, pas pour souffrir.

Ce qui est nouveau dans l'approche de la douleur postopératoire, c'est qu'on n'attend pas son apparition pour s'en occuper : un antalgique même « léger » est très efficace si on n'attend pas la fin de son action pour en redonner une nouvelle dose. L'étude de la *pharmacologie* de chaque produit permet de savoir assez précisément quand sa concentration dans le sang ne sera plus suffisante et quand et à quelle dose il convient donc d'en administrer à nouveau pour que la concentration du médicament ne baisse pas. En respectant des règles simples et en n'attendant pas que la douleur apparaisse, avec son cortège d'anxiété et de souffrance morale, on obtient une efficacité maximale dont témoignent les opérées, parfois surprises de ne pas ressentir de douleur.

Afin d'optimiser l'usage des médicaments et de leur dose, il est devenu courant de présenter régulièrement à l'opéré une *échelle analogique visuelle* sur laquelle il ou elle déplace un curseur qui indique le degré de la douleur ressentie entre 0 (pas de douleur) et 10 (douleur intolérable). Cette approche permet d'adapter rapidement la prescription en cas d'insuffisance du traitement reçu. Les équipes soignantes ont l'habitude de manier les médicaments antalgiques et n'hésitent plus en cas de besoin à prescrire temporairement des antalgiques majeurs tels que la morphine ou ses dérivés si le besoin s'en fait sentir. Mais, répétons-le, cela n'est qu'exceptionnellement nécessaire dans les suites habituelles de la chirurgie du cancer du sein.

Une reconstruction, en particulier par prothèse, peut être plus douloureuse du fait notamment du décollement des muscles et de la présence du volumineux corps étranger qu'est la prothèse. Mais les procédés antalgiques courants suffisent en général amplement à supprimer cette douleur. Il est, du reste, devenu courant, et pas seulement en chirurgie de reconstruction, d'administrer en fin d'intervention un puissant anesthésique local type ropivacaïne (Naropeine®) dans le but d'empêcher l'installation d'une douleur postopératoire.

L'ANESTHÉSIE GÉNÉRALE EST-ELLE OBLIGATOIRE ?

L'anesthésie générale est la règle, autant pour des raisons de confort que de sécurité. Elle n'empêche pas que de nombreux actes soient effectués en ambulatoire, c'est-à-dire en hospitalisation courte, de moins d'une journée. Le recours à l'anesthésie locale en chirurgie du cancer du sein a longtemps été une option exceptionnelle, généralement réservée à une chirurgie « minimaliste » en présence par exemple d'une patiente très âgée et fragile ou présentant une lourde comorbidité. Toutefois, on assiste actuellement au développement de techniques d'anesthésie régionale particulièrement adaptées à cette chirurgie, comme la péridurale « étagée », qui présente en outre l'avantage de pouvoir continuer à administrer une protection antidouleur après la fin de l'intervention, comme on le fait depuis longtemps en chirurgie gynécologique et pelvienne. Rares sont encore les centres qui disposent de ces techniques, mais, répétons-le, l'anesthésie conventionnelle et la prise en charge moderne et attentive de la douleur postopératoire donnent dans l'écrasante majorité des cas toute satisfaction aux intéressées.

DRAINS, PANSEMENTS, FILS, ETC.

Les habitudes concernant les pansements, les drains, etc. sont assez variables d'une équipe à l'autre. Il existe toutefois un certain nombre d'habitudes communes à de nombreux chirurgiens.

• *Le drainage*

Il n'est pas toujours nécessaire. Son but est d'éviter la survenue d'un hématome au cas où un saignement persisterait après l'opération. Il est mis en place en fin d'intervention à l'endroit où a été retirée la tumeur. Il est en général réalisé par un fin tube de plastique transparent relié à un bocal sous vide : c'est un drainage aspiratif appelé « drain de Redon » ou simplement « redon ». Le principal inconvénient du redon (du point de vue de la patiente), c'est que, pour éviter qu'il ne se déplace, il est fixé à la peau par un point de suture. Si vous tirez sur le tuyau, vous tirez sur le point et cela peut être douloureux. Un conseil : si vous vous déplacez, portez le ou les bocaux de redon dans un sac plastique type supermarché. Ce n'est pas très élégant, mais cela a le mérite d'être pratique.

L'ablation du redon ne se fait pas à date fixe. On retire un redon quand il ne « donne » plus ou presque plus (moins de 30 ou 40 cm^3 par jour). L'ablation, toujours redoutée, n'est pas douloureuse.

Les redons posés après curage axillaire peuvent donner beaucoup, et longtemps. Le liquide est clair, ce n'est pas du sang mais de la lymphe, qui s'écoule des vaisseaux lymphatiques sectionnés au cours de l'opération. Ce n'est pas dangereux, et c'est tellement fréquent que l'on ne peut même pas parler de complication. Il peut arriver (c'est rare) qu'il donne tellement que l'on décide d'autoriser la sortie sans avoir retiré le redon : on le retirera à la consultation suivante. Mais, en pratique, on préfère souvent le retirer avant la sortie même s'il donne encore, quitte à effectuer plus tard une ponction évacuatrice, comme décrite précédemment.

Après ablation du ganglion sentinelle, on ne met en général pas de redon dans l'aisselle.

• *Les pansements*

Il n'y a pas tout à fait autant d'habitudes que de chirurgiens, mais presque...

Le premier pansement est fait en salle d'opération, à la fin de l'intervention. Il est refait (en général) le lendemain. Il peut comporter :

– des « Steri-Strip® » : sortes de petits sparadraps blancs et fins disposés perpendiculairement ou sur la cicatrice ;
– un pansement gras (Tulle Gras®, Corticotulle®...) dont les propriétés favorisent pour certains la cicatrisation ;
– des compresses imbibées d'antiseptique (Bétadine®, Biseptine®...) ;
– un pansement adhésif fin, plus ou moins antiallergique (Mefix®, Urgofix®, Hypafix®...).

À la sortie, une ordonnance est fournie pour que les pansements puissent être continués à domicile et effectués par un(e) infirmier(e) diplômé(e). Vous avez grandement intérêt à faire effectuer ces soins par des professionnels, même si vous connaissez quelqu'un « qui sait faire les pansements ». L'infirmière saura éviter les manœuvres intempestives qui risquent de provoquer une infection, et saura en outre être alertée par tout signe anormal au niveau de la cicatrice. À l'opposé, elle saura vous rassurer si tout va bien.

Du reste, dès que possible, les cicatrices seront laissées à l'air, sans aucun pansement.

Dès ce moment, les douches qui étaient jusqu'alors un peu acrobatiques de peur de mouiller les pansements[6] deviennent plus simples. Un conseil : ne pas se sécher en frottant mais en tamponnant doucement, ou mieux en utilisant un sèche-cheveux. Attention toutefois à ne pas vous brûler, car la peau autour d'une cicatrice peut avoir temporairement perdu sa sensibilité.

• *Les fils*

Comme nous le disions, il est préférable pour l'aspect futur de votre cicatrice que la suture soit effectuée par *surjet intradermique*, ce que pratiquent la majorité des chirurgiens. Le fil est faufilé dans l'épaisseur du derme et est donc totalement invisible, sauf parfois à ses extrémités.

On emploie pour cela des fils *résorbables* ou *non résorbables*. Les fils non résorbables doivent être retirés, mais pas trop précocement, en général entre le 12e et le 15e jour postopératoire s'ils sont utilisés en surjet intradermique. Cet inconvénient est compensé par le fait qu'ils provoquent en général très peu de réaction inflammatoire et que la qualité de cicatrisation est bonne. Pour pouvoir les retirer aisément, le chirurgien en laisse dépasser les extrémités de part et d'autre de la cicatrice, parfois fixées par des Steri-Strip®. Les fils résorbables sont, eux, en général complètement enfouis car ils disparaissent tout seuls.

Si le chirurgien a mis des points de suture séparés, ceux-ci sont en général retirés vers le 8e jour (c'est variable).

6. Ce qui dans la plupart des cas n'a d'ailleurs aucune importance.

Il arrive que la suture soit faite avec des agrafes métalliques. Paradoxalement, cette technique peut donner d'assez jolies cicatrices pour peu que les agrafes soient retirées très précocement et remplacées par des Steri-Strip®. Les patientes sont parfois surprises de l'aspect initial d'une suture faite aux agrafes (« On dirait Frankenstein !... »). L'ablation des agrafes ne fait pas mal.

Certains chirurgiens enfin utilisent pour fermer la peau de la colle cutanée cyano-acrylique (Dermabond®). C'est bien, mais c'est très cher et ce n'est pas remboursé.

COMMENT CHOISIR MON CHIRURGIEN ?

Le plus souvent, c'est votre gynécologue ou votre médecin traitant qui vous dirigera vers l'équipe en qui il met sa confiance, avec qui il a l'habitude de travailler. C'est le plus simple, et en général cette confiance est bien placée, basée sur des années d'expériences communes. Il n'en reste pas moins que le libre choix du médecin par le patient est la pierre angulaire de la déontologie médicale et que vous avez le droit d'être d'un autre avis que votre gynécologue ou votre médecin généraliste concernant cette décision importante. Ils ne vous en tiendront pas rigueur.

• *Public ou privé ?*

La question se pose en des termes variables et doit autant que possible être examinée avec objectivité.

Sachez, tout d'abord, qu'il n'existe pas de cloison étanche entre ces deux mondes, en tout cas en matière de cancérologie. Nombre de praticiens du privé sont passés par des services hospitaliers spécialisés ou par des centres de lutte contre le cancer, voire continuent à y travailler. Les méthodes de travail, les référentiels, les guides de « bonnes pratiques » sont largement uniformisés au niveau national et ne diffèrent d'une équipe à l'autre que de façon marginale. Il arrive quotidiennement qu'une partie du traitement soit effectuée par une équipe et qu'une autre partie le soit dans un autre établissement : si un emploi du temps surchargé conduit un chirurgien hospitalier à avoir des délais trop importants avant intervention, il peut tout à fait confier le geste chirurgical à un collègue du privé en qui il a confiance. De même, un radiothérapeute libéral peut confier sa part de traitement à un collègue hospitalier si la patiente le désire ou si l'organisation du traitement dans des délais optimaux l'exigeait. Si d'aventure vous étiez concernée par ce genre de choses, vous ne devez pas vous en inquiéter. Ces « circuits » sont bien rodés et font l'objet d'une communication de dossiers et d'informations.

Quel que soit votre choix, deux ou trois choses sont importantes à connaître :

• En matière de cancer du sein, tous les services de cancérologie et de chirurgie ne se valent pas. Tous n'ont pas le volume d'activité significatif qui est, nous l'avons vu, un des premiers critères de qualité. Tous ne disposent pas non plus d'« outils » désormais considérés comme des standards : il existe encore des services, y compris au sein d'hôpitaux universitaires, où l'on n'est pas certain de pouvoir bénéficier d'un ganglion sentinelle, d'une reconstruction immédiate, ou d'un geste de chirurgie oncoplastique. Il existe une façon simple de se renseigner, au moins en ce qui concerne le volume d'activité, en consultant les tableaux comparatifs que publient une fois l'an les magazines d'information et qui sont disponibles sur leurs sites Internet[7].

• Il existe en France une vingtaine d'établissements spécialisés appelés Centres de lutte contre le cancer (CLCC),

7. La méthodologie de ces études est assez fiable concernant les volumes d'activité puisqu'elles reprennent les données fournies par l'Assurance-maladie. Elle est en revanche plus contestable s'agissant des autres critères comme la notoriété ou la technicité.

répartis dans de nombreuses régions. Tous ont un niveau d'activité et de qualité plus que satisfaisant en matière de cancer du sein, lequel représente souvent leur activité principale et fait parfois l'objet d'une communication médiatique soutenue. Vous en trouverez la liste et les coordonnées sur le site de leur fédération[8].

• Il existe des équipes qui, au sein du secteur privé, ont un niveau d'activité franchement supérieur à celui de certains CLCC et sont, à ce titre, des acteurs majeurs de la prise en charge du cancer du sein. En tout état de cause, les autorités de tutelle délivrent désormais à chaque établissement une autorisation d'effectuer la prise en charge du cancer du sein, pour peu que soient respectés des critères stricts concernant le volume d'activité et les exigences des différents Plans Cancer[9]. Vous pouvez aussi vous renseigner sur le niveau d'activité de chaque équipe en consultant les sites des hebdomadaires évoqués ci-dessus.

Quoi qu'il en soit, indépendamment de la sympathie et du courant de confiance, indispensables, établis entre vous et le chirurgien que vous rencontrez, vous avez tout à fait le droit de poser quelques questions simples mais essentielles :

• Combien de cancers du sein opérez-vous par an ?
• Effectuez-vous la technique du ganglion sentinelle ?
• Le cas échéant, serez-vous en mesure de me proposer une reconstruction ?
• Avec quelle équipe ou quel réseau travaillez-vous ?
• Quelle opération allez-vous faire ? Que va-t-il se passer après ?

La réponse à cette dernière question peut ne pas être formelle, en particulier si la conduite à tenir doit dépendre du résultat de l'examen histologique. Dans tous les cas, la

8. www.unicancer.fr/.
9. http://www.e-cancer.fr/soins/la-structuration-de-loffre-de-soins/autorisations-en-cancerologie.

décision chirurgicale doit être validée comme nous l'avons vu en RCP et un plan personnalisé de soins doit vous être remis. Cependant, vous êtes majeure et parfaitement à même de comprendre les éventuelles décisions qui seront prises dans tel ou tel cas, même sans trop entrer dans les détails. Il est normal de savoir *grosso modo* ce qui va se passer. Le temps où une patiente se réveillait après l'opération avec un sein en moins sans en avoir été informée au préalable est révolu et c'est tant mieux. En ce qui concerne la suite des événements après la chirurgie, la réponse est en général beaucoup plus difficile : comme vous le savez déjà si vous avez lu ce qui précède, les décisions concernant les traitements adjuvants se prennent d'après les résultats d'examens qui ne se font pas en extemporané (récepteurs hormonaux, grade SBR, etc.). Sauf cas très particulier, la réponse ne pourra être qu'incomplète et sera donc reportée à quelques jours, en général lors d'une consultation de contrôle après l'opération.

> Vous avez parfaitement le droit de demander un autre avis. Pour autant, il faut absolument éviter de multiplier sans retenue les consultations et les demandes d'avis, au risque de provoquer confusion, anxiété et, surtout, de retarder la prise en charge de la maladie.

Même si les dispositions du Plan Cancer prévoient l'organisation d'une *consultation d'annonce,* faite en général par un oncologue médical, qui va exposer en détail les modalités du traitement, dans la pratique ce sont bien souvent le chirurgien ou le gynécologue qui seront confrontés en premier à ce devoir d'information. Ce sont eux qui, avant même d'envisager la stratégie du traitement, auront bien souvent la charge d'annoncer le diagnostic. Le climat de confiance et de sympathie mutuelle dont nous parlions plus haut est essentiel. Le niveau de connaissance que le chirurgien que vous rencontrez a de votre maladie est également un facteur important de réassurance, puisqu'il doit être à même de répondre aux multiples interrogations que vous vous posez sur votre maladie et ses traitements.

LE CONSENTEMENT ÉCLAIRÉ

Il est devenu courant, voire systématique, de faire signer aux patients avant toute intervention chirurgicale un formulaire de consentement éclairé. Les termes de ce document ne sont pas fixés de façon automatique et pourront largement varier pour une même opération d'un chirurgien à l'autre. Dans certains cas, il s'agira d'un papier très court et anodin, dans d'autres d'une explication détaillée reprenant exhaustivement les modalités de l'intervention et ses risques de complications.

Cette façon de procéder nous est venue d'outre-Atlantique et est maintenant totalement entrée dans les mœurs. Elle correspond à une évolution des mentalités et au risque judiciaire croissant qui pèse sur les professions médicales.

Jusqu'à présent, les médecins ne sont tenus à aucune obligation de résultat mais à une obligation de moyens et à un devoir d'information.

Sans entrer dans un exposé de droit médical et de jurisprudence, il faut savoir que *l'obligation de moyens* impose au médecin d'être qualifié pour l'acte qu'il entreprend, et qu'il doit le réaliser avec les moyens techniques appropriés et selon les données actuelles de la science ou des connaissances. *Le devoir d'information* impose d'éclairer le patient de façon exhaustive et sincère sur le traitement envisagé, ses possibles alternatives et surtout sur les risques de complications encourues, même exceptionnelles… même si ce dernier point reste, dans la pratique, un peu théorique.

S'il est relativement facile, en cas de litige, de prouver *a posteriori* qu'on a respecté l'obligation de moyens, il n'en va pas de même avec le devoir d'information : des explications même très complètes peuvent avoir été fournies mais, en l'absence de trace écrite, rien ne le prouve.

Le formulaire de consentement éclairé que vous présente le chirurgien n'est en aucune façon une décharge de responsabilité. C'est un *élément de preuve* qui, en cas de litige, établira qu'il a fourni l'information nécessaire. Il vous permettra éventuellement de relire plus tranquillement, hors le stress de la consultation, ce qui vous a été exposé oralement.

QUE DOIS-JE EMPORTER POUR L'OPÉRATION ?

La durée de l'hospitalisation est variable mais, en tout état de cause, jamais très longue en matière de chirurgie du cancer du sein.

Certains gestes simples (biopsie de microcalcifications, pose de boîtier de perfusion...) peuvent être effectués en *ambulatoire* : hospitalisation d'une journée, voire de quelques heures. La tendance actuelle est de développer l'ambulatoire dans la plupart des équipes. Nombreux sont les centres où les interventions relativement simples comme une tumorectomie-ganglion sentinelle sont effectuées en routine en ambulatoire. Dans les autres cas, la durée du séjour à l'hôpital ou en clinique est de l'ordre de 2 à 5 jours (c'est une moyenne) en fonction du geste réalisé.

Ce dont vous aurez besoin sera bien sûr modulé en fonction de la durée prévisible de votre séjour.

- *Pour l'administration* : carte Vitale et attestation, papiers de mutuelle, pièce d'identité, chéquier.
- *Pour les médecins* : vos *mammographies*[10] et autres documents médicaux, ordonnances, électrocardiogrammes, etc.

10. De grâce, n'oubliez pas vos mammographies, sans lesquelles le chirurgien souffrira d'un lourd handicap pour vous soigner.

- *Pour vous* :
  - pas de bijoux, pas d'argent, ou alors déposez-les au coffre en arrivant. Prévoyez quand même un peu de menue monnaie pour la machine à café...
  - plutôt qu'une chemise de nuit, apportez un pyjama dont la veste se déboutonne ou à la rigueur un T-shirt très ample. Prévoyez un change, à tout hasard ;
  - c'est une bonne idée de prévoir un soutien-gorge à mettre à la sortie. L'idéal est un modèle sans armature, genre brassière de sport, qui s'ouvre devant, en tissu élastique ou en coton ;
  - le problème du téléphone portable : la plupart des établissements l'interdisent officiellement au prétexte qu'il perturbe les instruments médicaux. Chacun sait que c'est très exagéré et qu'en outre les appareils d'anesthésie sont trop éloignés des secteurs d'hospitalisation pour qu'une éventuelle interférence soit possible. Dans la pratique les portables sont donc largement tolérés, à charge pour vous d'en maîtriser le fonctionnement en sorte qu'une version tonitruante et nasillarde des trompettes d'*Aïda* ou de *Mission impossible* ne vienne pas perturber votre repos ou celui de vos voisines. Un peu comme la télé...

SÉCURITÉ SOCIALE ET MUTUELLES

Le diagnostic de cancer, quelle que soit sa localisation ou sa présentation, ouvre droit aux « 100 % », c'est-à-dire en pratique à l'exonération du ticket modérateur, et, pour certains actes comme la radiologie ou les examens de laboratoire, à une dispense d'avance des frais (les patients ne payent rien et le laboratoire est directement remboursé). Toutefois, même si les consultations à l'hôpital appliquent en général cette dispense d'avance des frais, la plupart des praticiens exerçant en ville se font régler la consultation par les patients, ceux-ci étant remboursés ultérieurement par leur caisse.

• *Consultations*

Il est important de préciser que ce remboursement ne se fait que sur la base du tarif dit *opposable* : à l'heure actuelle, ce tarif est de 23 euros pour une consultation de généraliste (lettre clé C) et de spécialiste (lettres clés CS). Certains spécialistes ont droit, lors d'une première consultation, à la lettre clé C2 qui correspond à deux fois le C, soit 46 euros.

Ces tarifs doivent être respectés par les médecins qui ont choisi par contrat avec les caisses (convention) d'exercer en *secteur 1*, qui leur fait obligation de respecter leur montant. Il est toutefois possible à ces praticiens de pratiquer des tarifs supérieurs à titre de « dépassement exceptionnel » (DE), qui doit être signalé sur la feuille de soins. Le recours au DE doit être motivé et ne doit théoriquement pas dépasser un certain pourcentage des actes pratiqués. Le montant de ce dépassement « exceptionnel » ne sera pas remboursé par la caisse.

De nombreux praticiens, le plus souvent spécialistes, mais également généralistes, exercent dans le cadre du *secteur 2* : les honoraires pratiqués sont *libres*, mais (selon la formule consacrée par le conseil de l'Ordre et l'Assurance-maladie) doivent être établis avec *tact et mesure*. Ici encore, le remboursement ne se fait que sur la base du tarif opposable.

> Les patients qui bénéficient de la couverture maladie universelle (CMU) ou de l'aide médicale d'État (AME) n'avancent aucun frais, ni en consultation ni en chirurgie. Il est interdit de leur demander un DE ou un DH.

• *Interventions*

En matière d'interventions chirurgicales, le tableau est à peu près similaire : à l'hôpital public les patients bénéficient d'une totale dispense d'avance des frais, mais dans le privé les choses sont différentes. Les chirurgiens secteur 1 doivent en principe pratiquer les tarifs conventionnels, mais ils peuvent (et ils le font de plus en plus) pratiquer des dépassements exceptionnels (DE). Les chirurgiens secteur 2 ont le droit, toujours avec tact et mesure, de recourir au dépassement d'honoraires (DH). Tous ces compléments (DE et DH) doivent faire l'objet d'un devis préalable et d'une facture. Ils doivent être en particulier mentionnés sur la facture détaillée qui est remise aux patients à la sortie de la clinique.

Aux termes de la convention, ces tarifs incluent également la surveillance et les consultations postopératoires sur une durée de 21 jours, pendant lesquels le chirurgien ne doit demander aucun honoraire de consultation.

• *Comment est rémunéré votre chirurgien ?*

Il convient de distinguer ici encore le public et le privé. Les praticiens du public (hôpitaux universitaires ou généraux) et des structures assimilées (centres anticancéreux, établissements mutualistes) sont *salariés*, alors que les praticiens du secteur privé sont rémunérés « à l'acte », en fonction de leur activité. Les médecins des hôpitaux touchent un salaire qui est établi par une grille assez complexe tenant compte de leur grade et de leur ancienneté, éventuellement complété par des rémunérations annexes (gardes, astreintes…) ou par un second salaire le cas échéant correspondant à une activité d'enseignement. Nombre d'entre eux, nous le verrons, bénéficient en outre du droit à exercer, en plus de leur activité publique, une activité *libérale* (« secteur privé hospitalier »), dont les honoraires sont libres.

Comment est calculée la rémunération à l'acte des médecins du privé ?

Depuis quelques années, un nouveau type de calcul de la rémunération des actes a été mis en place. Il porte le nom de CCAM[11], et a remplacé l'ancien système de nomenclature[12],

11. Classification commune des actes médicaux.
12. NGAP (Nomenclature générale des actes professionnels).

jugé flou et obsolète. À l'aide d'un barème assez complexe des différents actes médicaux et chirurgicaux, il établit un codage de ces actes, de façon actualisée et très détaillée. Ainsi la CCAM recense-t-elle de façon théoriquement exhaustive la totalité des actes médicaux de diagnostic et de traitement, de la transplantation cardiaque à la prothèse de hanche en passant par les dents de sagesse et bien sûr les actes de diagnostic et de traitement du cancer du sein. La CCAM est consultable en ligne sur le site de l'Assurance-maladie[13] Elle précise, au centime d'euro près, la rémunération de chaque intervenant, en l'occurrence le chirurgien et l'anesthésiste, pour un acte donné.

Voici, pour information, avec leur code et leur libellé officiel quelques-unes des interventions caractéristiques de la chirurgie du cancer du sein :

Code	Libellé	Rémunération (€)
QEFA001	Tumorectomie du sein avec curage lymphonodal axillaire	264,25
QEFA008	Mastectomie partielle avec curage lymphonodal axillaire	275,77
QEFA020	Mastectomie totale avec conservation des pectoraux et curage lymphonodal axillaire	303,73
QEMA006	Reconstruction du sein par pose d'implant prothétique	224,56
QEMA008	Reconstruction du sein par lambeau musculo-cutané pédiculé autre que du muscle droit de l'abdomen (grand dorsal)	503,42
QEMA002	Reconstruction du sein par lambeau musculo-cutané libre de muscle droit de l'abdomen, avec anastomoses vasculaires (DIEP)	720,70

13. http://www.ameli.fr/accueil-de-la-ccam/index.php.

Il est permis de s'interroger sur la méthodologie qui a présidé à l'élaboration de la CCAM. Sa précision excessive entraîne une certaine confusion (par exemple les deux premiers items du tableau font référence à la même intervention sous deux libellés différents), tout en omettant des pans entiers d'activités, même si ceux-ci sont désormais des standards : le ganglion sentinelle par exemple n'est pas prévu à la CCAM. Enfin, le mode de calcul très opaque des tarifs n'est précis qu'en apparence puisqu'il entraîne des disparités inexplicables en termes de rémunération horaire, toutes ces interventions n'ayant pas, et de loin, la même durée ni la même technicité (une tumorectomie + curage – une heure d'intervention – est « honorée » 275 euros bruts de l'heure alors qu'un DIEP – six heures minimum avec deux sutures vasculaires sous microscope – le sera pour moins de 120 euros horaires). Les disparités d'évaluation entre différentes spécialités sont de même difficiles à expliquer, ainsi une intervention pour cancer de la thyroïde est évaluée par la CCAM à 56 % de plus qu'une mastectomie, pour une technicité et une durée d'intervention comparables.

Les tarifs évoqués ci-dessus sont, rappelons-le, bruts, la rémunération réelle devant être calculée après déduction des frais professionnels (loyers, charges sociales, assurances[14], secrétariat, etc.) d'environ 55 %. Une précision intéressante est également à apporter : quand deux actes sont réalisés au cours de la même intervention, le deuxième n'est rémunéré qu'à 50 %, et un éventuel troisième acte n'est, lui, pas rémunéré du tout. Prenons l'exemple d'une intervention complexe mais relativement courante comme une mastectomie avec reconstruction immédiate par prothèse. En se référant au tableau ci-dessus nous arrivons au calcul suivant :

14. Les montants des primes d'assurance en responsabilité professionnelle des chirurgiens ont été multipliés par un facteur 5 ces dernières années.

QEFA020 + QEMA006/2 = 416,01 euros. Une durée d'intervention d'environ 2 heures 30 nous amène à une rémunération brute horaire de 166,40 euros. Si nous y appliquons les 55 % de frais professionnels, nous arrivons au tarif horaire net de 91,52 euros (englobant trois semaines de soins gratuits). Ces chiffres sont à comparer aux tarifs pratiqués par d'autres professions libérales comme les avocats ou les vétérinaires, ou par un serrurier sollicité un dimanche soir…

Les précisions ci-dessus, même si elles en ont l'apparence, ne constituent pas un plaidoyer syndical ni une tentative d'apitoyer le lecteur sur le sort de la profession chirurgicale, mais tentent d'expliquer pourquoi les chirurgiens libéraux demandent de plus en plus souvent des compléments d'honoraires, dont l'objet n'est que de tenter de rétablir la valeur réelle des actes.

De nombreux patients, mais certes pas tous, ont une mutuelle complémentaire. En fonction du contrat passé avec cette mutuelle, les patients peuvent voir tout ou partie des dépassements d'honoraires remboursés. Les meilleurs contrats (les plus chers aussi) remboursent aux « frais réels », la totalité du DE ou du DH. Le contrat le plus courant rembourse les consultations au réel, mais prend très mal en charge les dépassements chirurgicaux, tout en assurant le remboursement des prestations hôtelières (chambre particulière), ce qui peut sembler paradoxal. À cotisation égale, il existe de fortes disparités entre mutuelles s'agissant du remboursement des honoraires libres.

- *Information sur les honoraires*

Tous les médecins sont tenus d'afficher dans leur salle d'attente leur secteur conventionnel et les tarifs pratiqués en consultation. Vous pouvez également consulter en ligne les données de l'Assurance-maladie sur les actes notamment chirurgicaux réalisés par ce praticien (ou un autre…), ainsi que les tarifs couramment pratiqués[15].

---

15. http://ameli-direct.ameli.fr/.

Il devient actuellement difficile de trouver, hors hôpital public, des équipes chirurgicales et médicales qui pratiquent les honoraires conventionnels. D'ailleurs, même dans le cadre de l'hôpital public, de nombreux praticiens utilisent leur droit à avoir un exercice privé dans le cadre duquel ils sont libres de pratiquer les tarifs de leur choix. En dehors de toutes considérations idéologiques, qui ne sont pas notre propos, il est clair qu'il s'agit là d'un réel problème puisque le privé prend en charge plus de la moitié des cancers en France. Le système « à deux vitesses » qui est en train de se mettre subrepticement en place est pervers mais, en l'état actuel des choses, il est inéluctable. On ne peut demander à des chirurgiens ou des anesthésistes de pratiquer une médecine de haute technicité en travaillant avec des honoraires qui n'ont pratiquement pas évolué depuis plus de quinze ans. On ne peut pas non plus demander à des patients inquiets et désemparés par ce coup du sort qu'est la maladie de consentir des sacrifices supplémentaires dont ils devraient être théoriquement dispensés par l'Assurance-maladie. La solution de compromis passe par les assurances complémentaires, dans la mesure où les moyens le permettent. Cela étant dit, le serment d'Hippocrate, que tout médecin a un jour prêté solennellement, précise que celui-ci doit dispenser des soins gratuits aux indigents. C'est bien sûr le cas de la majorité des médecins, le terme « indigent » étant ici pris au sens le plus large : *tous* les chirurgiens secteur 2 opèrent au « tarif Sécu » les patients sans ressources ou en difficulté financière.

➤ *La radiothérapie*

« Pourquoi faire des rayons si le chirurgien a complètement retiré la tumeur ? » « Est-ce que je vais perdre mes cheveux ? » « Ma peau va-t-elle être brûlée ? » « J'ai peur d'être dangereuse pour mes enfants avec les rayons. »

La radiothérapie est essentiellement utilisée comme élément du traitement locorégional, en complément de la chirurgie.

Son rôle est de détruire *localement* des cellules malignes, qui, à courte distance de la tumeur, ont échappé à la chirurgie.

Elle réduit de près de 70 % le risque de récidive locale en cas de conservation du sein et réduit de 15 % le risque de décès à quinze ans.

Il s'agit d'un traitement local qui n'a pas d'action sur les tissus qui ne sont pas irradiés : la radiothérapie du cancer du sein ne fait pas perdre les cheveux, ne fait pas chuter les globules blancs, etc.

Le principe

La radiothérapie utilise des *radiations ionisantes* (rayons X) qui vont détruire les cellules cancéreuses tout en occasionnant le moins de dommages possible aux tissus normaux environnants. Le mode d'action des rayons va être de provoquer des lésions au niveau de l'ADN cellulaire, par production de *radicaux libres* à l'intérieur des cellules (tiens, tiens, comme les UV du mois d'août !...). Cette action s'effectue au moment où la cellule cible est à une phase de son développement où elle prépare activement sa division en fabriquant une copie de son propre ADN. Cette phase correspond à une grande vulnérabilité de la cellule, celle où les rayons peuvent provoquer le maximum de dégâts sur son patrimoine génétique, entraîner des mutations et/ou l'empêcher de se reproduire : il s'agit d'une mort cellulaire retardée par rapport au moment de l'irradiation. Les cellules cancéreuses étant beaucoup plus souvent en phase de division que celles des tissus normaux, elles seront beaucoup plus touchées par l'action des rayons.

Les sources de rayons sont variées. Le cobalt est maintenant de moins en moins utilisé. Les rayonnements proviennent en général désormais d'*accélérateurs* de particules dont le fonctionnement est beaucoup plus précis. Les types de rayonnements sont également divers (photons, électrons, neutrons...), chacun ayant ses propres effets et indications.

Les doses d'irradiation sont donc très précisément calculées. Elles sont exprimées en gray (Gy[16]).

Un maximum d'efficacité et un minimum d'effets secondaires sur les tissus sains avoisinants seront obtenus par un *fractionnement* des doses, ainsi que par un calcul très précis des *zones cibles*. La détermination des « volumes » à traiter est de plus en plus exacte grâce, entre autres, aux nouvelles techniques d'imagerie.

Les modalités

LE CENTRAGE

Il s'agit d'un temps important où l'on va établir la disposition des différents faisceaux de rayons et leur intensité en fonction de la morphologie de chaque patiente et des zones à traiter. Ces calculs sont maintenant établis par ordinateur, le plus souvent à l'aide d'un scanner. Le radiothérapeute, assisté par un ingénieur physicien et des manipulateurs, calcule l'angle et l'énergie des faisceaux de rayons ainsi que la disposition des *champs d'irradiation* (*figure* 6). Les zones à protéger peuvent l'être soit à l'aide de *caches* protecteurs disposés et

16. Il s'agit d'une mesure de la quantité d'énergie cédée par le rayonnement par kilo de tissu irradié. 1 Gy correspond à 1 joule par kilo. L'ancienne unité, le rem, n'est plus employée.

éventuellement confectionnés au cas par cas, soit de plus en plus fréquemment grâce à l'utilisation d'accélérateurs modernes par l'intermédiaire de « collimateurs » internes qui permettent de moduler la forme du faisceau de rayons délivrés.

LE MARQUAGE

Une fois la position des patientes et la disposition des faisceaux établies, des repères sont positionnés sur la peau. Classiquement cela était fait par des points de tatouage, dont l'intérêt est qu'ils ne risquent pas de s'effacer. Mais cela constitue une sorte de stigmate indélébile qui, des années après, continue à rappeler au souvenir de la femme et de ses proches cet épisode douloureux. C'est pourquoi la tendance actuelle est d'utiliser des sortes de crayons-feutres qui, sans être totalement indélébiles, le seront du moins suffisamment pour garder trace du marquage le temps nécessaire.

LES CIBLES ET LES DOSES

En matière de cancer du sein, la radiothérapie va pouvoir traiter différentes cibles : le sein lui-même, les aires ganglionnaires et la paroi du thorax.

Le sein : après un traitement conservateur, que ce soit pour cancer infiltrant ou *in situ*, l'irradiation de l'ensemble du sein est systématique. Elle permet de réduire drastiquement le risque de *récidive locale* : ce risque diminue de plus de 60 % après irradiation[17].

- La dose délivrée sur le sein est de l'ordre de 45 à 50 Gy.
- Dans un certain nombre de cas, l'irradiation du sein est complétée par une dose supplémentaire délivrée au niveau du *lit tumoral*, c'est-à-dire à l'endroit où a été retirée la tumeur. Cette *surimpression* (synonymes : surdosage, boost) est de l'ordre de 10 à 20 Gy. Elle est le plus souvent effectuée par

---

17. Cette réduction s'entend bien sûr si l'on respecte les contre-indications à la conservation du sein, telles que nous les verrons plus loin.

irradiation externe classique, mais certaines équipes continuent à la délivrer par curiethérapie. (Il s'agit d'une technique contraignante, consistant à mettre en place autour du lit tumoral des *fils radioactifs*[18].)

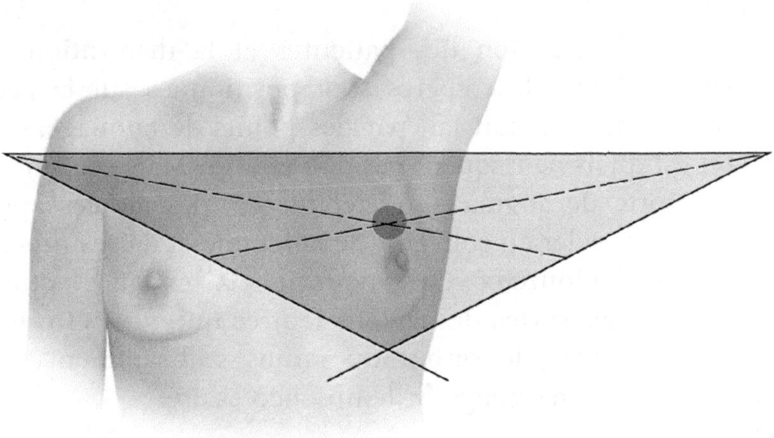

Figure 6. Irradiation du sein par deux faisceaux de rayons.

• La dose *totale* ainsi délivrée sur le sein est donc de l'ordre de 50 à 65 Gy. Une dose plus importante n'apporterait pas de bénéfice mais entraînerait des séquelles esthétiques et fonctionnelles.

Les aires ganglionnaires : ce seront essentiellement la région *sus- et sous-claviculaire,* parfois la *chaîne mammaire interne* (en arrière du sternum) et rarement le *creux axillaire* n'ayant plus que des indications exceptionnelles, notamment en raison de ses conséquences sur le risque d'œdème du membre supérieur.

La paroi thoracique : elle fait l'objet d'une irradiation essentiellement après mastectomie pour une tumeur localement avancée ou en cas de risque élevé de rechute locale.

18. On utilise de l'iridium 192.

LA DURÉE

Afin de conjuguer efficacité maximale et minimisation des séquelles, la radiothérapie est effectuée en plusieurs séances : on parle de *fractionnement* des doses.

Habituellement, l'irradiation d'un sein et éventuellement des aires ganglionnaires se déroule à raison de cinq séances hebdomadaires où sont délivrés chaque fois 1,8 Gy ; une dose de 5 × 1,8 Gy = 9 Gy par semaine pendant cinq semaines aboutit donc à une dose totale de 45 Gy en vingt-cinq séances.

Le cas échéant, la surimpression du lit tumoral est en général effectuée en une semaine.

> La durée totale d'une irradiation après chirurgie conservatrice est donc de cinq à six semaines. Chaque séance dure une vingtaine de minutes, dont l'essentiel est consacré à un positionnement minutieux. Le temps effectif de traitement est très court.

Pendant le traitement, il est parfaitement possible de s'y rendre soi-même, seule ou accompagnée.

Le recours à un VSL (véhicule sanitaire léger) n'est nécessaire que pour les personnes âgées ou à mobilité réduite, ou si le centre est d'accès difficile. Le secrétariat du centre se charge alors du remboursement à 100 %.

La radiothérapie n'est pas dangereuse pour l'entourage : on ne devient pas radioactif[19].

D'autres modalités de traitement sont également possibles. Il s'agit de la *radiothérapie hypofractionnée*. L'objectif est dans cette situation de délivrer une quantité de dose équivalente sur une période plus courte. Plusieurs travaux ont porté sur cette

19. Sauf pendant la durée d'administration d'une curiethérapie, qui nécessite une hospitalisation en chambre protégée.

question. Ils confirment que les protocoles hypofractionnés sont équivalents au protocole classique, tout en réduisant les déplacements et la durée du traitement. Ils sont donc particulièrement adaptés aux patientes un peu plus âgées ayant des lésions peu agressives.

Cherchant toujours à réduire la durée de traitement et ses effets secondaires, de nouvelles techniques de radiothérapie dites « partielles » sont en cours d'évaluation avec des techniques classiques, peropératoires ou plus sophistiquées. À ce jour, ces techniques sont pratiquées essentiellement dans le cadre d'études avec une sélection de patientes ayant des cancers du sein de très bon pronostic.

Les effets indésirables de la radiothérapie

Nous l'avons vu, l'irradiation est un complément essentiel de la chirurgie. Son rôle au niveau du traitement locorégional est indispensable, en particulier en matière de traitement conservateur.

Cependant, comme tout traitement actif et efficace, la radiothérapie produit des effets indésirables, plus ou moins précoces, plus ou moins sévères, qu'il s'agira de limiter, de prévenir ou de traiter.

Toutefois, avant de poursuivre, il faut préciser un fait essentiel : le matériel et les techniques de radiothérapie ont considérablement évolué. Nombre de complications autrefois fréquentes et graves ont pratiquement disparu comme disparaissent le cobalt, les dosages approximatifs et les centrages imprécis qui étaient l'héritage d'une autre époque. Les centres modernes dotés d'accélérateurs et d'appareils de centrage de dernière génération ont transformé la radiothérapie. Dans l'ensemble, la radiothérapie donne un résultat considéré par les femmes comme satisfaisant dans plus de 90 % des cas.

Qu'elles soient précoces ou tardives, les complications correspondent à une atteinte des tissus sains avoisinant les zones traitées.

• Les complications précoces sont en règle générale bénignes. La faculté de régénération des tissus permet une récupération rapide.

• Les complications tardives, survenant parfois plusieurs années après le traitement, correspondent à l'épuisement des capacités de régénération des tissus ou à des lésions des vaisseaux locaux. Elles sont en général définitives.

LA PEAU

De façon précoce, on peut observer une *épithélite* d'intensité variable. Elle se manifeste par une rougeur (érythème) ressemblant à un coup de soleil. Elle survient en général à partir d'une dose de 30 Gy. Elle peut parfois laisser une trace sous forme de pigmentation cutanée. Chez les femmes présentant des seins volumineux, il peut apparaître au niveau du sillon sous-mammaire une *épithélite exsudative,* qui peut être douloureuse. Elle peut être favorisée par une mycose, relativement fréquente dans cette zone.

Un certain nombre de principes simples permettent de prévenir ces complications :

- hygiène parfaite de la peau ;
- absence de produits cosmétiques ;
- éviter le frottement de deux zones de peau sous le sein en interposant un tissu en coton ;
- vêtements amples ;
- pas de soleil sur la zone traitée pendant le traitement.

Une épithélite exsudative sévère peut contraindre à suspendre l'irradiation pendant quelques jours.

Les complications cutanées tardives sont devenues rares et moins sévères grâce au fractionnement, à un centrage précis des faisceaux (l'absence de recoupement évite l'accumulation des doses) et à l'utilisation de rayons de haute énergie, ayant moins d'effets sur la peau.

LE CŒUR

La radiothérapie mammaire avait autrefois mauvaise réputation en raison d'un risque accru d'accident cardiaque, en particulier après irradiation du sein gauche. Ce risque, comme nous l'avons vu précédemment au sujet de la peau, a quasiment disparu avec les techniques modernes de centrage qui évitent pratiquement toute irradiation du cœur.

En revanche, l'irradiation de la chaîne ganglionnaire mammaire interne serait susceptible d'avoir un effet toxique, surtout en association avec certaines chimiothérapies (taxanes). Cette question n'est pas clairement tranchée.

LES POUMONS

La toxicité pulmonaire est devenue exceptionnelle. On constate en général tout au plus de minimes séquelles visibles à la radio et sans traduction respiratoire décelable.

LE BRAS

L'œdème du membre supérieur, autrefois relativement fréquent, est devenu exceptionnel (moins de 1 %) depuis l'abandon de l'irradiation systématique du creux axillaire.

Deux ou trois choses à savoir encore sur la radiothérapie...

LA RADIOTHÉRAPIE « EXCLUSIVE »

L'éradication de la tumeur par la seule radiothérapie est possible. Elle nécessite des doses élevées, d'au moins 80 Gy. Outre un risque non nul de complications locales à ces doses, cette technique entraîne un taux élevé de récidives locales à moins d'être associée à la chimiothérapie. L'irradiation exclusive n'est guère employée que chez les femmes très âgées et fragiles chez qui la chirurgie est contre-indiquée, ce qui est relativement rare.

RADIOTHÉRAPIE ET CHIRURGIE

Bien qu'une radiothérapie préopératoire soit possible, dans le but de réduire les dimensions de la tumeur et de faciliter la conservation du sein, les chirurgiens n'aiment pas intervenir après la radiothérapie, et en tout cas pas trop précocement. Les tissus (glande et peau) sont en effets modifiés par l'irradiation et il existe un risque de complications postopératoires de type nécrose cutanée ou glandulaire. Si, malgré tout, ce protocole de traitement a été choisi, il est classique de respecter un délai avant chirurgie d'environ une semaine pour 10 Gy délivrés, soit par exemple six semaines pour 60 Gy.

En cas d'irradiation après une mastectomie, on attend en général au moins six mois avant d'envisager une reconstruction.

RADIOTHÉRAPIE ET MÉTASTASES

La radiothérapie est active sur les métastases du cancer du sein. Au niveau osseux en particulier, elle agit en diminuant le risque de fracture et améliore très sensiblement la qualité de vie en agissant efficacement sur la douleur. Les doses et les protocoles d'irradiation (fractionnement) sont très variables en fonction des cas particuliers.

La radiothérapie est également utilisée dans le traitement d'autres localisations métastatiques.

➤ *La chimiothérapie*

Le terme de chimiothérapie regroupe des traitements assez variés dans leur mode d'action, leur efficacité, leurs indications. Ce qu'il faut avant tout retenir, c'est que l'efficacité de la chimiothérapie est scientifiquement prouvée, non seulement sur le traitement des métastases, mais aussi pour la prévention de leur apparition. La chimiothérapie est largement responsable de l'amélioration constante des résultats et de l'augmentation du chiffre des guérisons.

Pourquoi la chimiothérapie ?

Initialement, la chimiothérapie n'était utilisée que dans le traitement des métastases. C'est la constatation de sa réelle efficacité dans cette situation qui a conduit à l'utiliser comme traitement adjuvant, c'est-à-dire en complément du traitement chirurgical initial, en l'absence de métastase décelable. Le principe est de chercher à éradiquer des *micrométastases* potentiellement présentes dès les stades précoces de la maladie, non encore décelables mais susceptibles de se développer ultérieurement. Le recueil des facteurs de pronostic revient à évaluer la probabilité de présence de ces micrométastases.

Le bénéfice apporté par la chimiothérapie adjuvante est réel. Il contribue à la guérison lorsqu'il existe des paramètres d'agressivité de la tumeur en réduisant le risque de rechute jusqu'à 50 % dans certains cas. Cela a été établi d'une façon incontestable par de multiples essais cliniques, et confirmé par la compilation de ceux-ci dans le cadre de méta-analyses (*cf.* chapitre 2). **La chimiothérapie adjuvante retarde ou diminue, voire dans certains cas supprime le risque de rechute.**

Le travail statistique principal le plus connu et le plus abouti a été réalisé par l'équipe du professeur Peto[20], regroupant les données de plusieurs centaines d'études cliniques concernant plusieurs dizaines de milliers de patientes. Il ressort de cette méta-analyse que le bénéfice apporté par la chimiothérapie adjuvante concerne toutes les patientes, mais que ce bénéfice est d'autant plus significatif que :

– l'âge est peu élevé ;

20. Sujet de Sa Gracieuse Majesté.

– la tumeur est volumineuse et de plus haut grade ;
– il y a plus de ganglions envahis.

Il y a encore peu de temps, on considérait que seules les femmes présentant un envahissement ganglionnaire (N+) devaient bénéficier de la chimiothérapie adjuvante. Or certaines femmes dont la tumeur était N– présentaient quand même une évolution défavorable : c'est là que la prise en compte d'autres facteurs pronostiques comme les récepteurs hormonaux ou le grade SBR a été déterminante. Elle a permis d'individualiser parmi les patientes N– des *sous-groupes* de patientes à risque, pour qui la chimiothérapie apporte un bénéfice réel.

Contrairement aux récepteurs hormonaux qui sont des indicateurs fiables d'efficacité de l'hormonothérapie, nous ne disposons pas à l'heure actuelle de marqueurs permettant de prévoir l'efficacité de la chimiothérapie. Seule la convergence d'un certain nombre de facteurs pronostiques permet de présumer de la chimio-sensibilité, sans pour autant que l'on puisse déterminer d'avance le protocole idéal. Les études en cours comparant le profil génétique des tumeurs et l'action de la chimiothérapie permettront dans un avenir proche des avancées décisives sur cette question.

Par ailleurs, la chimiothérapie néoadjuvante (avant la chirurgie) permet, comme nous le verrons, de tester objectivement d'une certaine façon l'efficacité de la chimiothérapie puisqu'elle s'exerce sur une cible mesurable : il est alors possible d'adapter le traitement « à la carte » en fonction de la réponse.

Les chimiothérapies utilisées

Il existe de multiples médicaments *cytotoxiques* utilisables en chimiothérapie. En pratique, une dizaine est prescrite en matière de cancer du sein.

Leur mode d'action au niveau cellulaire est différent selon la famille à laquelle ils appartiennent. Ils agissent dans l'ensemble en inhibant le cycle de division cellulaire : ce sont des *antimitotiques*. Ce qu'il faut retenir, plutôt que le nom des familles de drogues ou leur mode d'action précis au niveau cellulaire, c'est qu'on associe dans les traitements des drogues à modes d'action différents, permettant ainsi d'augmenter l'efficacité tout en réduisant les effets secondaires.

Ce tableau énumère les principales drogues utilisées :

Famille	Groupe	Agent	Nom commercial
Alkylants		Cyclophosphamide	**Endoxan®**
Antimétabolites		5-fluoro-uracile Méthotrexate Gemcitabine	Fluoro-uracile® Ledertrexate® Gemzar®
Anthracyclines		Doxorubicine Épirubicine	**Adriamycine®** **Farmorubicine®**
		Mitoxantrone	Novantrone®
		Anthracyclines Liposomales	Caelyx® Myocet®
Poisons du fuseau	Vinca-alcaloïdes	Vinorelbine	Navelbine®
	Taxanes	Docétaxel Paclitaxel	**Taxotère®** **Taxol®**
		Éribuline	Halaven®

Les médicaments indiqués en gras sont les plus actifs.

Le cancer du sein est très sensible à la chimiothérapie. Une *réponse tumorale*, c'est-à-dire une diminution de plus de

50 % du volume de la tumeur est observée, selon les drogues utilisées, jusqu'à 70 % des cas.

> Les doses utilisées sont exprimées en milligrammes par mètre carré de surface corporelle, plutôt que par kilo de poids. Une formule simple permet de convertir taille et poids en mètres carrés de surface corporelle.

Les modalités d'utilisation

Une définition essentielle est nécessaire. Ces traitements sont soit utilisés en situation préventive après la chirurgie (adjuvante) ou avant (néoadjuvante), soit en cas de rechute métastatique.

La durée des chimiothérapies adjuvantes et néoadjuvantes est limitée dans le temps et répond à des règles protocolaires bien établies de durée et de nombre de médicaments utilisés.

La durée de la chimiothérapie en situation métastatique répond à un besoin de contrôler l'évolution de la maladie le plus longtemps possible. De ce fait, les stratégies sont moins bien définies non seulement en ce qui concerne la durée de chaque traitement mais également le type de chimiothérapie puisque beaucoup plus de médicaments seront utilisés, souvent sur des périodes de plusieurs années. Dans ce dernier cas, il est encore plus important de tenir compte de la tolérance au traitement et de son impact sur la qualité de vie des patientes.

Le plus souvent, on utilise donc des associations de drogues. Les trois drogues essentielles sont les anthracyclines, les taxanes et le cyclophosphamide. La plupart du temps, les traitements utilisent une combinaison de ces médicaments selon un schéma séquentiel (les uns puis les autres) ou selon un schéma concomitant (les uns et les autres en même temps).

Les anthracyclines les plus souvent utilisées sont l'épirubicine ou la doxorubicine. Le protocole le plus couramment prescrit est le protocole **FEC** qui associe :
- du 5-fluoro-uracile (F) ;
- de l'épirubicine (E) ;
- du cyclophosphamide (C).

Selon la dose d'épirubicine, on parle de FEC 50, FEC 75 ou FEC 100 (50, 75 ou 100 mg/m^2).

D'autres protocoles proches remplacent l'épirubicine par la doxorubicine ou Adriamycine® (protocole FAC).

D'autres encore n'utilisent pas le 5-fluoro-uracile : protocoles EC, AC...

Ces protocoles à base d'anthracyclines, nous le verrons, sont largement employés en traitement de première intention. Leur efficacité est abondamment prouvée.

Les **taxanes** (paclitaxel ou Taxol®, docétaxel ou Taxotère®) sont également des médicaments très actifs. Les taxanes sont utilisés seuls ou en association avec les anthracyclines selon un schéma toutes les trois semaines (plutôt le docétaxel) ou toutes les semaines (plutôt le paclitaxel).

En cas de contre-indication cardiaque à l'utilisation des anthracyclines, on peut utiliser le protocole **CMF** associant :
- du cyclophosphamide (C) ;
- du méthotrexate (M) ;
- du 5-fluoro-uracile (F).

Cette association, déjà plus ancienne, a également prouvé son efficacité.

Une autre association est possible en cas de toxicité cardiaque. Il s'agit du docétaxel et du cyclophosphamide, dénommé plus souvent schéma TC.

LA DURÉE DU TRAITEMENT

En chimiothérapie adjuvante (traitement postopératoire habituel), on prescrit en général quatre à six « cycles » de chimiothérapie[21]. Ces cycles sont administrés sur une journée, en hôpital de jour, sans hospitalisation. Ils sont le plus souvent séparés par des périodes de repos de trois semaines.

> La durée habituelle d'une chimiothérapie adjuvante est donc de 3 à 6 mois.

Chaque nouveau cycle est précédé d'un examen complet destiné à dépister complications ou contre-indications au traitement et à les pallier.

Ce schéma de prescription est efficace dans la majorité des situations.

D'autres protocoles étudient l'efficacité de prescriptions plus rapprochées, réduisant l'intervalle entre les cures. Ils ont pour effet une toxicité élevée, prévisible, qui entraîne la prescription systématique par exemple de *facteurs de croissance* destinés à lutter contre les effets néfastes du traitement sur la moelle osseuse et les globules.

Les dispositifs implantables

La chimiothérapie est le plus souvent administrée par voie intraveineuse. De nombreuses drogues sont toutefois mal tolérées localement et peuvent même entraîner des complications au niveau du point de perfusion. C'est pourquoi il est devenu maintenant pratiquement systématique de proposer la mise en place de *boîtiers de perfusion* (synonyme : site

21. Cela correspond à une attitude courante. Les pratiques quotidiennes des différentes équipes peuvent varier de façon importante s'agissant des modalités, des drogues administrées, etc. Personne, hélas, ne détient encore la vérité…

implantable, dispositif implantable, Port-A-Cath®) (*figure 7*). Environ 45 000 sont posés en France annuellement.

PRINCIPE ET POSE

Ces dispositifs consistent en une chambre, ou boîtier, recouverte de silicone, reliée à un long cathéter qui s'abouche dans un gros vaisseau du thorax (veine cave). Le boîtier est en général situé sous la clavicule, sous la peau, facilement accessible et les perfusions se font directement en piquant le boîtier. Cette ponction est facile, pratiquement indolore et beaucoup plus simple que de chercher parfois laborieusement (et douloureusement) une veine du bras.

La pose est effectuée sous anesthésie locale ou sous anesthésie générale : c'est selon. Le souhait d'une patiente de bénéficier d'une anesthésie générale est parfaitement respectable, même si le geste est rapide et pratiquement indolore sous anesthésie locale. Selon les équipes, la pose est effectuée soit par un anesthésiste, soit par un chirurgien, soit par un radiologue. La seule chose qui importe, c'est en fait l'expérience, l'habileté et, en fin de compte, la motivation de l'opérateur : ce geste, simple en apparence, doit être minutieusement réalisé, car de sa qualité dépendent largement le confort d'utilisation ultérieur et les conditions dans lesquelles un traitement crucial va être délivré. Vous avez le droit de demander à celui ou celle qui se prépare à vous poser un site implantable s'il en pose souvent…

Quel que soit le mode d'anesthésie, ce geste est en général réalisé en ambulatoire : on ne reste que quelques heures à la clinique ou à l'hôpital.

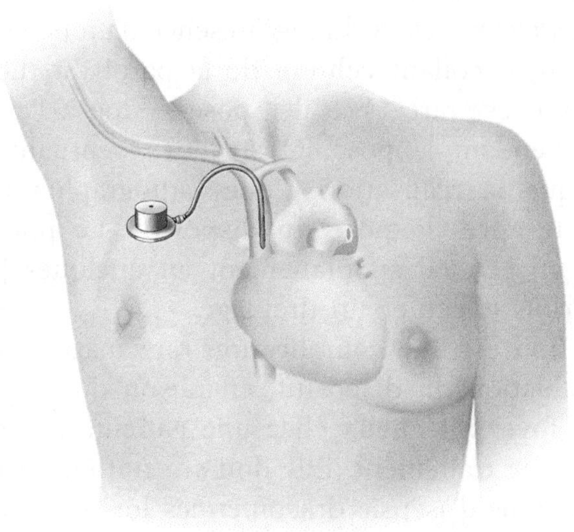

Figure 7. Dispositif implantable.

On ne choisit pas son côté. Le dispositif est posé du côté opposé au sein malade, car cet objet métallique risquerait (théoriquement) de gêner la radiothérapie éventuelle.

L'aspect est en général discret si la cicatrice est de bonne qualité. Une fois en place, le dispositif n'est pas gênant. On peut parfaitement écrire, se laver, faire du sport, sans aucun souci. Les seules activités réellement contre-indiquées sont le golf et la chasse (ou le tir) quand le boîtier est situé du côté où l'on tient le fusil...

Les techniques de pose, le vaisseau choisi, le matériel utilisé sont variés et sont affaire d'habitude de chacun. Le détail de ces techniques n'a pas sa place ici.

COMPLICATIONS

Elles doivent dans la mesure du possible être évitées, et en tout cas traitées.

• Lors de la pose, il peut survenir un hématome ou surtout un *pneumothorax*, c'est-à-dire la présence d'un peu d'air autour du poumon, décollant celui-ci de la paroi du thorax. Cette complication est rare (1 % des poses), due à l'effraction de la plèvre pendant la pose. C'est cette éventualité qui rend systématique la réalisation d'une radiographie pulmonaire de contrôle après la pose du dispositif. Le pneumothorax s'amende en général spontanément en quelques jours, mais il faut parfois effectuer un drainage.

• L'infection est une complication rare mais grave, car elle impose l'ablation du dispositif, en raison du risque que fait courir un foyer infectieux chez une patiente potentiellement affaiblie par le traitement. Elle doit surtout être prévenue par des précautions d'asepsie draconiennes lors de la pose *et lors de l'utilisation du dispositif* (gants, bavette, antiseptiques). Il ne faut pas laisser « tripoter » le site implantable par quelqu'un qui n'en a pas l'habitude.

• Les thromboses ne sont pas exceptionnelles, que ce soit l'obstruction d'un gros vaisseau par un caillot, ou le cathéter lui-même qui soit « bouché » et inutilisable. Les thromboses semblent favorisées par certaines techniques de pose qui augmentent la longueur du cathéter en lui faisant décrire de longues boucles, mais peuvent aussi être entraînées par une infection à bas bruit. Les thromboses se manifestent en général par des douleurs de la base du cou et de l'épaule et sont diagnostiquées par un examen doppler. Elles imposent un traitement anticoagulant et parfois l'ablation du dispositif.

• Les ruptures du cathéter sont très rares mais préoccupantes car celui-ci risque de *migrer* et d'être entraîné à distance dans la circulation. Cette rupture peut être favorisée par certaines dispositions anatomiques particulières qui font que ce petit tuyau souple est pincé entre clavicule et première côte, ce qui entraîne son usure.

Mais, dans la très grande majorité des cas, la présence du dispositif implantable est très bien supportée par les patientes qui en bénéficient, car les complications sont rares et dans l'ensemble évitables.

L'ENTRETIEN

Il était autrefois classique de réaliser à intervalles réguliers une purge du dispositif avec de l'*héparine* pour éviter qu'un caillot de sang ne le bouche. Cette pratique n'est plus recommandée et est même déconseillée car inutile, voire dangereuse, de par le risque infectieux éventuel qu'elle implique. Un rinçage soigneux avec du sérum physiologique après utilisation est suffisant et permet de conserver boîtier et cathéter en bon état de perméabilité pendant de longs mois.

L'ABLATION

C'est le cancérologue qui décide du moment qu'il convient de respecter. Le maintien de ce dispositif après la fin de la chimiothérapie est de plus en plus rare. Le jour où le cancérologue renvoie la patiente au chirurgien pour l'ablation du site est émotionnellement important et chargé d'une symbolique très positive. Le geste de l'ablation est techniquement beaucoup plus simple que celui de la pose, mais il peut être légèrement plus douloureux car il existe une réaction inflammatoire autour de ce corps étranger qu'est le site implantable. Bien que cette ablation puisse se faire sans problème sous anesthésie locale, l'anesthésie générale est ici encore tout à fait licite.

La chimiothérapie orale

Elle est d'apparition récente, et en plein développement. Parmi ses avantages indéniables, elle peut être administrée assez facilement à domicile, ce qui est considérable au point de vue de la qualité de vie… Mais elle n'est pas utilisable dans tous les cas.

Parmi les drogues utilisables, citons la capécitabine (Xeloda®), le cyclophosphamide (Endoxan®), la vinorelbine (Navelbine®), l'etoposide (Celltop®), mais d'autres spécialités sont ou seront prochainement disponibles dans ce domaine en pleine expansion.

Les effets indésirables de la chimiothérapie

Les malades et les médecins ne partagent pas toujours le même point de vue. C'est particulièrement vrai s'agissant des complications de la chimiothérapie : les complications les plus redoutées par les cancérologues concernent le cœur, la moelle osseuse et les globules sanguins. Celles que les patientes craignent sont la perte des cheveux, les nausées et les vomissements.

Toutes ces complications sont connues et on leur oppose maintenant des traitements très efficaces, souvent préventifs.

Ce livre est avant tout destiné aux patientes, il est donc normal de commencer par ce qui les intéresse ou par ce qui les inquiète.

Par ailleurs, les explications concernant les effets secondaires des traitements sont cruciales afin de comprendre au mieux les signes à surveiller mais également prévenir les complications potentiellement plus graves. Cela demande du temps, de l'écoute mutuelle et un échange permettant de vous accompagner au mieux. C'est entre autres ce temps qui a été mis en avant dans le dispositif d'annonce préconisé par le Plan Cancer incluant la consultation d'annonce et le plan personnalisé de soins permettant aux patients de se projeter dans l'avenir de leur prise en charge et ainsi mieux s'y préparer.

LES CHEVEUX

« Vous m'avez retiré un sein. Je n'ai plus de règles. Et maintenant je n'ai plus de cheveux. Mais pourquoi tout cela m'arrive-t-il à moi ? »

La perte des cheveux ou *alopécie* est une complication fréquente, entraînée par la majorité des médicaments de la chimiothérapie. Elle est temporaire, la repousse survenant rapidement après la fin du traitement.

Certaines drogues comme les taxanes peuvent provoquer non seulement une chute des cheveux, mais parfois des cils, des sourcils et des poils pubiens.

Il arrive que des patientes refusent catégoriquement l'alopécie, ce qui va contraindre les cancérologues à adapter le protocole de chimiothérapie à cet impératif, voire de refuser toute alternative. Le problème est que les drogues les plus actives sur le cancer du sein sont également les plus alopéciantes. C'est bien sûr difficile à admettre, mais, raisonnablement, quitte à faire une chimiothérapie, autant qu'elle soit le plus efficace possible sur la maladie. L'objectif est de gagner la guerre, quitte à passer par une bataille difficile.

L'alopécie est due à l'action des médicaments sur le bulbe pileux, organe microscopique qui est l'objet de divisions cellulaires intenses et donc particulièrement sensible à ces drogues. Une façon de limiter l'effet des antimitotiques est de réduire l'afflux sanguin au niveau du cuir chevelu pendant la durée d'action des médicaments. Certains ont une durée d'action assez brève, on dit qu'ils ont une *demi-vie* (temps nécessaire pour que la concentration diminue de moitié) courte : l'application de mesures destinées à protéger le cuir chevelu pourra donc dans ces cas être en pratique limitée *grosso modo* au temps de perfusion des médicaments.

Pour lutter contre l'action des antimitotiques, on utilise des *casques réfrigérants*. Le froid entraîne une *vasoconstriction* qui limite efficacement l'afflux sanguin, mais sans toutefois le supprimer totalement. Ce procédé n'est pas douloureux, mais il peut être désagréable et provoque parfois des migraines. L'efficacité du casque réfrigérant n'est pas totale et parfois inutile avec certains traitements.

La chute des cheveux est souvent irrégulière, survenant plutôt par plaques que sur l'ensemble du cuir chevelu. C'est pourquoi les patientes choisissent souvent d'anticiper le problème et de couper leurs cheveux très, très court.

En présence d'une perte des cheveux, on peut porter un simple bandeau ou bien une perruque. Il existe un vaste choix de marques et de modèles de « prothèses capillaires » dans des gammes de prix très variables. Le prix d'une perruque est en moyenne de plusieurs centaines d'euros et peut dans le cas des modèles de haut de gamme en cheveux naturels aller jusqu'à 3 000 ou 4 000 euros, mais le tarif de remboursement de la Sécurité sociale est assez modeste, de l'ordre de 125 euros... Il est éventuellement complété par une participation de la mutuelle, mais rarement jusqu'à ces niveaux de prix. Les infirmières et les assistantes sociales attachées aux centres de chimiothérapie connaissent bien ce problème et peuvent souvent aider les patientes pour qui l'aspect financier est insurmontable à trouver une solution satisfaisante : adresses de centres avec leurs tarifs, possibilités de soutiens financiers associatifs (Ligue contre le cancer), etc.

LES NAUSÉES ET LES VOMISSEMENTS

Ce sont là encore des phénomènes fréquents, très redoutés, mais contre lesquels on dispose maintenant d'armes efficaces. La plupart des drogues utilisées en chimiothérapie sont susceptibles de provoquer des vomissements.

Le mécanisme des vomissements est assez variable, de même que leur moment de survenue par rapport à l'administration de la chimiothérapie. Les vomissements peuvent être précoces (pendant ou juste après le traitement), retardés (quelques jours après), voire anticipés (*avant* le traitement). En fonction de leur moment d'apparition, nausées et vomissements répondent à des mécanismes différents et nécessiteront donc un traitement adapté. Dans plus de 80 % des cas, ce phénomène est contrôlé, se limitant à quelques nausées. Il le sera d'autant mieux que la prise en charge aura été efficace dès la première cure.

On utilise des médicaments *antiémétiques* : le Primpéran®, relativement peu efficace, est souvent associé à des médicaments de nouvelle génération tels que le Zophren®, le Kytril® ou l'Emend®. Ils seront d'autant plus efficaces qu'ils seront pris *avant* l'apparition du symptôme. Il faut savoir que ces médicaments ont des effets indésirables au premier rang desquels une constipation parfois sévère. La prescription conjointe de corticoïdes injectables (Solumédrol®...) peut être un appoint utile à la prescription d'antiémétiques.

Les vomissements *anticipés* ont un mécanisme différent et sont l'expression d'une crainte ou d'un refus de la nouvelle cure. Ils sont d'autant plus présents que la prise en charge de la cure précédente a été moins bonne. Leur prévention relève davantage de la prescription d'anxiolytiques (Lexomil®, Xanax®...) que d'antiémétiques.

Indépendamment des prescriptions médicamenteuses, il existe un certain nombre de règles simples qui peuvent diminuer sensiblement le risque de survenue des nausées et vomissements :

- boire suffisamment ;
- éviter les boissons glacées, les plats acides ou épicés ;
- faire des petits repas, pas trop gras ;
- préférer les repas froids ;
- éviter les odeurs de cuisine, les plats mijotés, la friture ;
- ne pas fumer ;

– éviter l'alcool, surtout à jeun ;
– faire un peu d'exercice physique.

LES ONGLES

Des douleurs, des troubles de pigmentation, voire la chute des ongles, sont parfois observés avec certaines chimiothérapies comme les taxanes. Il est préconisé dans ce cas de les entretenir et les protéger en y appliquant du vernis permettant de les solidifier.

LES DENTS

La chimiothérapie ne fait pas tomber les dents. Cependant, il est conseillé de faire effectuer un bilan dentaire avant de l'entreprendre : traitement des caries, détartrage, etc., pour éviter la survenue éventuelle d'un abcès ou limiter le risque de déchaussement dû à des problèmes de gencives, relativement fréquents.

LES MAINS ET LES PIEDS

Des douleurs, des troubles de sensibilité au niveau des « extrémités » (doigts, orteils, paumes, plantes) sont observés avec certaines drogues. Cet effet est dépendant de la dose reçue, mais s'efface avec le temps.

Le syndrome « mains-pieds » observé lors de l'administration prolongée de certains antimitotiques se manifeste par des douleurs et des rougeurs avec desquamation parfois très gênantes, pouvant dans certains cas provoquer l'arrêt du traitement.

LES DIARRHÉES

Elles sont peu fréquentes, mais peuvent être sévères, avec risque de déshydratation. Elles doivent être signalées rapidement au médecin.

Un conseil de bon sens est alors d'éviter dans l'alimentation tout ce qui est susceptible de provoquer ou d'aggraver une diarrhée : fruits, légumes, produits laitiers.

LES APHTES

Plus généralement appelées *mucites,* ces complications correspondent à une destruction des cellules des muqueuses digestives, et en particulier de la bouche, mais aussi de l'estomac ou du rectum. Ces phénomènes sont souvent dépendants de la dose et des drogues administrées.

Ici encore, il convient d'éviter les boissons glacées ou au contraire trop chaudes, les plats acides ou épicés, les brosses à dents trop dures susceptibles de faire saigner les gencives. L'utilisation de bains de bouche prescrits par le cancérologue a une certaine efficacité. Les pommades hydratantes évitent l'apparition de crevasses sur les lèvres.

MÉMOIRE ET CONCENTRATION

Des troubles des « fonctions supérieures » tels que mémoire et faculté d'attention et de concentration sont l'objet de plaintes de certaines patientes traitées. Le mécanisme de ce trouble n'est pas précisément connu. Ces difficultés régressent le plus souvent dès l'arrêt du traitement mais peuvent parfois se prolonger plusieurs mois.

LES CELLULES DU SANG

Les globules sanguins sont en constant renouvellement. Ces cellules sont fabriquées à partir de cellules souches situées dans la moelle osseuse. Elles fabriquent les éléments des trois « lignées » du sang : les globules rouges ou *hématies*, les globules blancs ou *leucocytes* et les plaquettes ou *thrombocytes.*

La chimiothérapie, en gênant la division cellulaire, va retentir sur la production de la moelle osseuse. Cet effet est en règle générale temporaire. Une prise de sang avant chaque cure permet de s'assurer que le taux des trois lignées est compatible avec un nouveau traitement.

L'effet est en général notable une dizaine de jours après la cure, moment où le taux de globules sera au plus bas (« nadir »). La régénération par la moelle osseuse corrige en règle générale cette chute en une ou deux semaines. C'est la principale raison pour laquelle les cures sont généralement espacées de trois semaines.

Les effets de cette chute des globules sont différents selon la lignée concernée.

• Les globules rouges : leur chute entraîne une *anémie*. Elle est rarement observée en cours de chimiothérapie adjuvante car les globules rouges ont une durée de vie très longue (120 jours) qui met donc à l'abri de ce problème. On observe plutôt l'aggravation d'une anémie préexistante due à une autre cause (syndrome inflammatoire, métastases médullaires). Cette anémie est le plus souvent modérée et bien tolérée, mais elle peut éventuellement entraîner des symptômes gênants (pâleur, fatigue, essoufflement, dépression). En cas d'anémie importante ou persistante, on peut être amené à prescrire de l'érythropoïétine (EPO) qui va stimuler la croissance de la lignée rouge par un mécanisme bien connu de certaines équipes sportives[22]... Le recours à une transfusion de globules rouges est rarement nécessaire, pratiquement jamais au cours d'une chimiothérapie adjuvante.

• Les globules blancs : leur chute répond au même mécanisme et entraîne une *leucopénie*. On redoute particulièrement la diminution de certains leucocytes nommés *neutrophiles* qui sont chargés de la protection contre les infections. Leur diminution est appelée *neutropénie*. La neutropénie est la hantise du cancérologue et l'apparition d'une fièvre chez une patiente neutropénique (*neutropénie fébrile*) est une urgence absolue nécessitant en règle générale une hospitalisation pour admi-

22. L'EPO n'est pas prescrite en situation adjuvante car elle aurait une action délétère sur l'action de la chimiothérapie. Principe de précaution...

nistration d'antibiotiques et de *facteurs de croissance* destinés à stimuler la lignée blanche médullaire. La prescription de ces facteurs de croissance peut être systématique dans le cadre de certaines chimiothérapies.

• Les plaquettes : cette lignée est plus rarement atteinte que les deux autres. La chute du taux de plaquettes ou *thrombopénie* entraîne des troubles de la coagulation du sang et un risque hémorragique dont les symptômes initiaux peuvent être un saignement des gencives ou l'apparition de petites taches rouges sur le corps (*purpura*). Nous ne disposons pas actuellement de facteurs de croissance spécifiques pour la lignée plaquettaire et une *thrombopénie* importante peut nécessiter une transfusion de plaquettes.

LE CŒUR

Certaines drogues comme les anthracyclines ont une action toxique sur le cœur. Cette action est dépendante de la dose totale administrée. On parle ainsi de *dose cumulée* : par exemple la dose cumulée d'épirubicine reçue après six cures de FEC 100 est inférieure à la dose toxique, mais s'en approcherait significativement en cas de prolongation du traitement.

C'est la raison pour laquelle on réalise toujours avant d'administrer ce type de drogues un bilan cardiologique. Une insuffisance cardiaque même modérée sera une contre-indication à l'utilisation d'une chimiothérapie cardiotoxique. De même la surveillance cardiaque régulière en cours de traitement est impérative.

L'Herceptin® possède également une action toxique modérée sur le cœur.

Les effets indésirables à long terme

LA STÉRILITÉ

La plupart des drogues ont un effet négatif sur la fertilité. Une *aménorrhée* (disparition des règles) en cours de chimiothérapie est fréquente sans être systématique. La *stérilité induite* est d'autant plus fréquente et prolongée que l'âge est élevé. Le risque de stérilité définitive s'élève à partir de 30 ans et devient pratiquement total après 40 ans (*cf.* « Avoir un enfant après ? »).

LES LEUCÉMIES

Le risque de provoquer une leucémie par l'administration d'une chimiothérapie est connu du grand public. Ce risque est en réalité extrêmement faible avec les drogues utilisées actuellement dans le cancer du sein. Cette possibilité est bien entendu mise en balance avec le bénéfice attendu de la chimiothérapie, qui est considérablement supérieur au risque.

Deux ou trois choses à savoir encore sur la chimiothérapie

LA CHIMIOTHÉRAPIE NÉOADJUVANTE

Par définition, il s'agit d'administrer une chimiothérapie en premier, avant la chirurgie.

Son principe et ses modalités ont été établis et validés pour les *cancers inflammatoires* (PEV), pour lesquels elle constitue une indication incontournable. Elle a complètement bouleversé le pronostic de ces formes très agressives de cancer, dont l'évolution était catastrophique lorsque le traitement chirurgical était proposé d'emblée.

Les cancers *localement avancés* (envahissant la peau ou la paroi thoracique : T4) constituent également une indication généralement admise de chimiothérapie (ou d'hormonothérapie) néoadjuvante.

Toutes ces indications représentent ce qu'on appelle des *cancers non opérables d'emblée* : le recours à un traitement néoadjuvant est la conséquence logique de cette dénomination.

Le principe consistant à administrer une chimiothérapie néoadjuvante à des femmes présentant des cancers *opérables*, c'est-à-dire sans signes inflammatoires, sans envahissement de la peau ou de la paroi, s'est progressivement développé ces dernières années en partant des principes suivants[23] :

- pouvoir juger de l'efficacité de la chimiothérapie proposée, puisqu'elle s'applique à une cible mesurable qu'est la tumeur : pouvoir donc éventuellement changer de protocole de chimiothérapie si une « réponse » suffisante n'est pas obtenue (la chimiothérapie adjuvante ne permettrait pas ce traitement « sur mesure » puisque la tumeur a été enlevée avant) ;
- permettre une réduction suffisante de la taille de la tumeur pour pouvoir faire une chirurgie conservatrice du sein là où une mastectomie aurait été nécessaire.

Ces principes sont très satisfaisants en théorie et ont donné lieu à un large développement de la chimiothérapie néoadjuvante dans les cas de cancers de plus de 2-3 centimètres, dans le but de diminuer le nombre d'ablations du sein.

Il faut toutefois savoir que la chimiothérapie néoadjuvante n'a pas démontré de bénéfice en termes de durée de vie par rapport à une chimiothérapie adjuvante dans cette indication. Surtout, il convient d'être prudent dans les indications chirurgicales de conservation mammaire, car il est clairement établi que le risque de *rechute locale* après chirurgie conservatrice est ici significativement élevé.

La décision, devant une grosse tumeur, de tenter d'éviter l'ablation du sein par le recours à une chimiothérapie

---

23. Cet aspect est également développé au chapitre « Les cancers opérables », p. 185.

néoadjuvante est une décision de plus en plus courante, mais qui n'est pas anodine, et qui doit être prise en réunion de concertation pluridisciplinaire, car elle ne constitue pas un standard validé.

LA CHIMIO À DOMICILE

De plus en plus d'équipes la mettent en œuvre quand elle est possible. Elle demande des ressources logistiques et humaines particulières : c'est le rôle de réseaux de santé spécialisés.

L'avantage est indéniable en termes de qualité de vie, permettant d'éviter le déplacement vers le centre de traitement, l'attente, la promiscuité. L'avantage est également de soulager les centres de soins, souvent proches de la saturation en nombre de patientes.

Les exigences de sécurité sont identiques, avec bien entendu une consultation « prétraitement » permettant de vérifier avant chaque cure que celle-ci pourra être administrée sans problème. Les procédures de préparation des perfusions, la surveillance en cours de traitement font l'objet de protocoles très précis. Il faut savoir que tous les traitements ne sont pas réalisables à domicile, du fait notamment d'exigences de sécurité particulières liées à l'administration de certains produits.

➤ *L'hormonothérapie*

Le rôle des hormones, en particulier des œstrogènes dans le développement des cancers du sein est connu depuis longtemps.

Initialement, l'hormonothérapie a surtout consisté en un traitement suppresseur : la castration, pour laquelle on avait empiriquement observé qu'elle ralentissait le développement de *certains* cancers du sein. Depuis, des progrès considérables ont été accomplis dans la compréhension de la production des œstrogènes et de leur interaction avec les cellules cancéreuses.

La source de production des œstrogènes la plus importante est située au niveau ovarien. Toutefois, chez les patientes ménopausées, il existe une production non négligeable de ces hormones au niveau du tissu adipeux, des glandes surrénales et des seins. L'interaction entre les œstrogènes et les cellules cancéreuses mammaires passe par des récepteurs à ces hormones situés au niveau des noyaux des cellules. La présence de récepteurs hormonaux en quantité importante est un facteur fiable permettant de prédire l'efficacité de l'hormonothérapie. Les patientes dont la tumeur n'exprime pas de récepteurs hormonaux ne doivent pas recevoir ces traitements.

> « Pourquoi me donnez-vous une hormonothérapie alors que je n'ai plus droit aux hormones ? »
> Vous aurez donc compris que l'on désigne sous le nom d'hormonothérapie un ensemble de traitements anticancéreux dont le rôle sera d'empêcher l'action néfaste des œstrogènes. Pour éviter la confusion, on devrait dire « traitement antihormonal ».

Plusieurs types d'hormonothérapie sont disponibles, chacun possédant son mécanisme d'action et ses indications propres. Il s'agit d'un domaine en constant développement.

Afin d'aider à la compréhension de ce qui va suivre, nous renvoyons à nouveau le lecteur vers l'annexe I « Comprendre… le système de régulation des hormones sexuelles féminines ».

Rappelons également l'image que nous évoquions dans un précédent chapitre : le récepteur est une serrure et l'hormone est une clé qui se fixe à la serrure. L'ensemble hormone-récepteur est capable de stimuler la croissance et la division cellulaires. Si nous voulons piéger ce mécanisme, nous pouvons le faire de deux façons :

• En supprimant l'hormone, il n'y aura plus de clé pour aller dans la serrure : c'est l'hormonothérapie *suppressive.*

• En substituant l'hormone par un leurre bouchant la serrure avec une fausse clé : c'est l'hormonothérapie *compétitive*...

Hormonothérapie suppressive

Chez les femmes non ménopausées[24], la production hormonale est assurée par les ovaires. La suppression de la fonction ovarienne est une *castration.* Celle-ci peut être réalisée de diverses manières.

LA CHIRURGIE

La castration chirurgicale est de plus en plus rarement préconisée, sauf dans des cas très particuliers, comme un risque élevé de cancer de l'ovaire. Si elle est indiquée, elle est effectuée par *cœlioscopie* et systématiquement associée à l'ablation des trompes. L'ablation des ovaires et des trompes se dénomme *annexectomie.*

LES RAYONS

Anciennement utilisée, cette technique est quasiment abandonnée. Elle consiste en une irradiation des ovaires à la dose de 12 Gy. Son action est retardée de quelques semaines.

LES MÉDICAMENTS BLOQUANT LA SÉCRÉTION OVARIENNE

C'est de loin la méthode la plus employée actuellement. Son avantage essentiel est d'être théoriquement *réversible* à l'arrêt du traitement.

---

24. On trouve dans de nombreux ouvrages l'expression « femmes préménopausées » et « postménopausées » pour différencier, quel que soit leur âge, les femmes en fonction de ce critère. Ce terme nous semble médicalement impropre (une femme de 30 ans n'est pas en préménopause) et surtout réducteur, car ramenant la vie génitale de la femme à l'attente de la ménopause qui en serait l'alpha et l'oméga.

Elle consiste à bloquer la sécrétion de FSH et LH de l'hypophyse qui habituellement stimulent les ovaires, par des médicaments appelés *agonistes de la LH-RH.*

Il existe plusieurs médicaments de cette classe : la goséréline (Zoladex®), la leuproréline (Énantone®), la triptoréline (Décapeptyl®). Ils sont utilisés depuis longtemps mais surtout pour le traitement du cancer de la prostate, de la stérilité féminine ou de l'endométriose.

Aucun n'a explicitement reçu l'AMM[25] pour le traitement adjuvant du cancer du sein[26], alors que le volume de prescriptions est non négligeable dans cette indication. En général les agonistes LH-RH sont prescrits en complément d'un traitement par le tamoxifène dans des conditions que nous verrons.

L'administration du médicament se fait toujours par injection. Il existe maintenant des formes retard ou à libération prolongée qui permettent de ne faire qu'une injection tous les trois mois.

Les agonistes LH-RH provoquent donc une ménopause, artificielle et réversible. Le taux d'œstrogènes circulants devient nul ou quasi nul.

Les effets secondaires du traitement vont donc être les symptômes de la ménopause : bouffées de chaleur, sécheresse vaginale, prise de poids, risque de déminéralisation osseuse. L'arrêt de la prescription provoque une disparition de ces symptômes.

LES INHIBITEURS DE L'AROMATASE

Après la ménopause, les ovaires ne fonctionnent plus. Nous avons vu qu'il y avait d'autres sources de production des œstrogènes. Elles consistent en la transformation des hormones androgéniques en œstradiol par une enzyme, l'*aromatase*, qui est présente dans d'autres tissus que l'ovaire. En

25. Autorisation de mise sur le marché.
26. Deux d'entre eux ont l'AMM pour le traitement des *métastases* du cancer du sein.

inhibant cette action, on supprime la présence d'œstrogènes circulants qui, même à très faible dose, ont une action sur le cancer du sein. Ces inhibiteurs n'ont pas d'action sur l'aromatase ovarienne, expliquant que leur utilisation ne peut être faite que chez les patientes ménopausées.

On utilise actuellement les inhibiteurs de l'aromatase (IA) de dernière génération. Ils sont au nombre de trois : le létrozole (Femara®), l'exémestane (Aromasine®), l'anastrozole (Arimidex®). De multiples essais cliniques ont eu pour objectif de démontrer la supériorité des IA par rapport au tamoxifène. Certains ont comparé cinq ans de tamoxifène à cinq ans d'IA, d'autres cinq ans de tamoxifène à des schémas séquentiels de tamoxifène suivi d'IA. Enfin, certains ont exploré la poursuite d'un traitement par IA après cinq ans de tamoxifène. **Les recommandations actuelles sont l'utilisation d'IA chez les femmes ménopausées dont la tumeur présente des récepteurs hormonaux.**

Le bénéfice apporté par les IA est important, clairement démontré en ce qui concerne la prévention des rechutes, ou l'apparition d'un second cancer dans le même sein ou l'autre sein.

Les IA sont administrés sous forme de comprimés (un par jour). La durée totale de prescription, classiquement de cinq ans, fait encore l'objet d'études cliniques.

Les effets secondaires des IA sont en rapport avec la suppression hormonale, tels que bouffées de chaleur, sécheresse ou saignements vaginaux, ou plus spécifiquement douleurs articulaires ou surtout *déminéralisation osseuse* avec risque de fracture. Ce dernier fait qu'il est généralement conseillé de réaliser avant le début du traitement un bilan comportant une **ostéodensitométrie**. En cas de risque fracturaire significatif, il est usuel de mettre en place une prise en charge de l'ostéoporose comportant une supplémentation vitaminique D et phosphocalcique, des règles hygiéno-diététiques et un traitement antirésorptif osseux : les *bisphosphonates* (alendronate, pamidronate, clodronate, zoledronate...). Ces médicaments sont efficaces car ils limitent le risque de destruction osseuse mais nécessitent deux précautions importantes qui sont : d'une part de les prendre dans les conditions optimales d'administration, et d'autre part d'informer son dentiste en cas de soins dentaires car il peut exister un risque (faible) de complications osseuses maxillaires.

L'hormonothérapie compétitive

Il s'agit ici de mettre une fausse clé dans la serrure, en empêchant la vraie (l'hormone) de le faire puisque la place est prise. Le médicament principalement prescrit dans ce but est le *tamoxifène* (Nolvadex®). La posologie est d'un comprimé par jour. La durée de ce traitement est de cinq ans minimum.

Le bénéfice apporté par la prescription de tamoxifène est largement démontré, en termes de réduction du risque de rechute ou d'apparition d'un deuxième cancer dans le même sein ou l'autre sein. Comme pour la chimiothérapie, le bénéfice est d'autant plus important que le risque initial est élevé.

L'action du tamoxifène est complexe. Il agit d'une part sur les cellules cancéreuses comme un *antiœstrogène* : il inhibe *in vitro* et *in vivo* le développement de ces cellules. Mais, sur d'autres tissus, il a une action similaire à celle des œstrogènes (action *estrogen-like*). En particulier, il a une action bénéfique sur l'os en diminuant le risque fracturaire. En revanche, cette action est néfaste sur l'utérus : le tamoxifène augmente légèrement le risque de *cancer de l'endomètre* (l'endomètre est la muqueuse interne de l'utérus ; c'est un tissu sensible à l'action des œstrogènes). Le tamoxifène possède en outre un effet secondaire qu'il faut connaître : l'augmentation du risque de développement de *thromboses*, c'est-à-dire de caillots sanguins à l'intérieur des vaisseaux. La forme la plus courante est l'apparition d'une phlébite d'une veine du mollet, mais d'autres formes sont possibles. Des thromboses intra-artérielles sont également observées.

> Le tamoxifène apporte un bénéfice dans le traitement adjuvant du cancer du sein hormono-dépendant de la femme non ménopausée, bénéfice qui est très supérieur aux risques, qui doivent cependant être connus.

D'autres médicaments comme le raloxifène (Evista®) semblent posséder des propriétés similaires en termes de bénéfices, avec des effets secondaires moindres, en particulier sur l'utérus et le risque veineux. On en est encore au stade des études cliniques et leur prescription n'est actuellement pas licite dans le traitement du cancer du sein.

Le tamoxifène, indépendamment des effets secondaires déjà cités, entraîne une élévation du taux d'œstrogènes circulants. Ceux-ci ne peuvent pas agir sur les cellules tumorales dont les récepteurs sont occupés par la « fausse clé », mais ils peuvent agir sur d'autres tissus et éventuellement aggraver des maladies bénignes préexistantes (kystes de l'ovaire, endométriose). Pour lutter contre ce phénomène, il est courant de prescrire conjointement au tamoxifène un *agoniste LH-RH* (*cf.* section précédente). Cette prescription n'est pas systématique, car les effets des agonistes LH-RH peuvent être ressentis de façon pénible (bouffées de chaleur, etc.).

Enfin, et c'est là un fait capital, il faut savoir que :

- le tamoxifène **n'est pas contraceptif** (il a au contraire une action de stimulation de l'ovulation) ;
- il est susceptible de provoquer des **malformations fœtales**.

Une grossesse est donc formellement contre-indiquée pendant la période de prescription du tamoxifène si la patiente n'est pas ménopausée. **Une contraception est absolument impérative** : on doit avoir recours à une contraception mécanique.

Nous pouvons schématiquement résumer les indications de l'hormonothérapie à l'aide du tableau suivant :

	Femme non ménopausée	**Femme ménopausée**
Tamoxifène (TAM)	5 ans, jusqu'à 10 ans si N+	Pendant 2 ans suivi de IA, durée globale minimale de 5 ans, ou TAM seul pendant 5 ans si intolérance aux IA
Inhibiteurs de l'aromatase (IA)	Contre-indiqués	Pendant 5 ans
Suppression ovarienne	À discuter au cas par cas (agonistes LH-RH)	Sans objet

➤ *Les traitements ciblés*

Une thérapie ciblée est un médicament « sélectif » qui s'attaque aux cellules cancéreuses en repérant chez elles une cible précise (récepteur, gène ou protéine) et en épargnant au maximum les cellules saines.

Les mécanismes sont, par essence, divers puisque la thérapie est « ciblée », mais l'on peut distinguer schématiquement deux approches, l'une qui consiste à cibler la cellule cancéreuse et l'autre qui consiste à cibler tout ce qui aide cette cellule cancéreuse à survivre et qui lui assure en quelque sorte son « ravitaillement ». Ainsi on distingue :

- des cibles cellulaires cancéreuses qui sont soit des récepteurs (à la surface ou non des cellules), soit des constituants de la cellule impliqués dans les mécanismes de prolifération essentiellement ou de résistance aux défenses théoriques de l'organisme contre ces cellules cancéreuses. Différents médicaments sont développés contre ces cibles ;
- des cibles de l'environnement des cellules cancéreuses visant à modifier l'« écologie » de la tumeur et entraîner sa destruction en rendant le milieu ou elle prolifère impropre à sa survie.

Au fur et à mesure des découvertes scientifiques, de nouvelles cibles sont identifiées et de nouvelles thérapies développées.

On distingue deux grandes familles de médicaments en plein essor.

• D'une part des médicaments qui sont en fait des anticorps spécifiques (dits anticorps monoclonaux ou « mab » pour *monoclonal antibody*) dirigés contre une cible qui est :

- soit un récepteur à la surface des cellules entraînant une action frénatrice sur la multiplication de ces cellules mais également pouvant stimuler une réaction immunitaire de l'organisme contre ces cellules cancéreuses et ainsi favoriser leur destruction. Ainsi, le trastuzumab (Herceptin®) est un anticorps monoclonal antirécepteur HER2 utilisé avec une grande efficacité dans certaines formes de cancers du sein plus agressifs. Il s'adresse à environ 20 % des patientes, qui présentent une surexpression de ces récepteurs (HER2) sur leurs cellules cancéreuses ;

– soit une molécule qui se fixe sur certains récepteurs (appelés ligands), pour empêcher leur stimulation. Cette approche a été utilisée pour « asphyxier » les tumeurs en empêchant la formation des vaisseaux tumoraux qui alimentent les cellules cancéreuses en oxygène, sucre, etc. Le bévacizumab (Avastin®) est un traitement de ce type dit « antiangiogénique » qui est certes ciblé mais dont la cible est commune à différents cancers puisque visant ici l'environnement tumoral, ce qui explique son utilisation dans différents cancers comme le cancer du côlon, du poumon, du sein, de l'ovaire ou du rein.

• D'autre part, la seconde grande famille de thérapies ciblées est constituée de petites molécules « inhibitrices » qui vont, elles, pouvoir entrer dans la cellule et en quelque sorte agir comme un « grain de sable » empêchant un rouage de tourner à un endroit précis. Elles ont ce que l'on appelle des propriétés inhibitrices vis-à-vis d'enzymes (véritables petites usines chimiques dans les cellules) que l'on appelle des « kinases ». Elles sont dotées du suffixe « nib ». Certaines de ces molécules ont révolutionné la prise en charge de certains cancers comme la leucémie myéloïde chronique ou certaines tumeurs digestives. Ces petites molécules peuvent cibler des récepteurs possédant une fonction « tyrosine kinase », expliquant que l'on ait également des médicaments anti-HER2 de la classe des « nib » (lapatinib ou Tyverb®).

Les thérapies ciblées exposent moins au risque de nausées, vomissements, chute de cheveux que les traitements classiques de chimiothérapie mais elles ne sont pas pour autant dénuées de toxicité. Si les cibles sont présentes dans la tumeur, elles peuvent également l'être dans certains organes sains et cela explique parfois certains effets secondaires qui sont variables d'un médicament à l'autre (éruptions cutanées, rougeur de la paume des mains et de la plante des pieds, diarrhées, brûlures d'estomac, plus rarement effets secondaires cardiaques et neurologiques, imposant une surveillance régulière). Reste que les effets positifs sont largement supérieurs aux effets négatifs. Ces traitements permettent de contrôler la maladie et améliorent la durée et la qualité de vie des patients. On peut souvent les administrer plus longtemps que les chimiothérapies et adapter leur administration en fonction des toxicités.

Nous allons développer certains exemples.

Les traitements anti-HER2

La découverte de la surexpression de HER2 et surtout la possibilité d'un traitement spécifique ont été, nous l'avons vu, une vraie révolution. Même si le principe des thérapies ciblées existait déjà depuis près de trente ans avec l'hormonothérapie, la particularité de ces traitements est qu'ils ciblent de façon efficace en association avec la chimiothérapie ou l'hormonothérapie des cancers particulièrement agressifs et par conséquent permettent de guérir ou de contrôler très longtemps des maladies qui avaient été longtemps considérées comme les plus agressives.

Le premier de ces médicaments qui reste toujours l'épine dorsale des traitements anti-HER2 a été le trastuzumab (Herceptin®), un anticorps monoclonal (une sorte de « sérum antitumoral »). Il ne s'agit pas d'une chimiothérapie. Il faut savoir que le trastuzumab peut pourtant provoquer un certain nombre d'effets indésirables différents, certains bénins mais pénibles comme un syndrome pseudo-grippal, des réactions allergiques ainsi que des troubles respiratoires chez certaines patientes fragilisées. La toxicité cardiaque des traitements anti-HER2 est liée à la présence de récepteurs HER2 de façon constitutive au niveau des cellules cardiaques. Cette toxicité est rare et très souvent réversible mais impose l'arrêt au moins provisoire du trastuzumab et/ou des autres traitements anti-HER2. Cette dernière toxicité explique également que les traitements anti-HER2 ne sont pas utilisés en même temps que les anthracyclines (chimiothérapie également potentiellement cardiotoxique).

Les traitements anti-HER2 sont le plus souvent efficaces en association avec la chimiothérapie. Cette association se fait soit avec les chimiothérapies que nous avons vues précédemment à l'exception des anthracyclines, soit de façon plus récente en *associant directement la chimiothérapie à l'anticorps*, permettant ainsi de la faire parvenir spécifiquement au niveau des cellules cancéreuses surexprimant HER2. Il s'agit du T-DM1 (Kadcyla®). Ce médicament apporte les bénéfices d'une chimiothérapie en réduisant ses effets secondaires (pas de chute de cheveux et uniquement un risque faible de chute des plaquettes sanguines et de perturbation rare du bilan du foie, réversible à l'arrêt du traitement).

D'autres médicaments ont été développés, bloquant le récepteur HER2 à d'autres niveaux :

- le pertuzumab (Perjeta®) est également un anticorps qui agit au niveau du récepteur, sur un autre site que celui du trastuzumab. Son profil de tolérance est globalement similaire à celui du trastuzumab en y ajoutant des possibles épisodes de diarrhée ;
- le lapatinib (Tyverb®) bloque au niveau de ce récepteur la partie qui transmet l'information vers le noyau de la cellule. Il peut entraîner quelques troubles digestifs à type de diarrhée et plus rarement également des perturbations hépatiques, réversibles à l'arrêt du traitement.

Plusieurs études récentes ont montré que le blocage du récepteur avec *deux* médicaments anti-HER2, dont un serait le trastuzumab, donne de meilleurs résultats que l'utilisation d'un seul de ces médicaments.

Actuellement on distingue dans les stratégies de traitement des patientes ayant un cancer avec une surexpression de HER2 deux situations :

• *En situation adjuvante ou néoadjuvante*, le trastuzumab est utilisé en prévention de la rechute pour une durée totale d'un an, administré toutes les trois semaines. Il est débuté avec la chimiothérapie (taxanes) et poursuivi pendant un an au total, seul ou en association avec l'hormonothérapie si la tumeur exprime les récepteurs hormonaux. Ce traitement réduit le risque de rechute de près de 50 %.

• *En situation métastatique*, le trastuzumab est utilisé beaucoup plus longtemps et peut contribuer indiscutablement à contrôler la maladie pendant de nombreuses années. Il est utilisé avec différentes chimiothérapies (taxanes, vinorelbine, antimétabolites...) ou hormonothérapies et/ou en association avec d'autres traitements anti-HER2. La durée des traitements anti-HER2 est donc longue en situation métastatique, et il arrive fréquemment que l'on modifie le traitement associé, tout en maintenant le traitement anti-HER2. Le lapatinib, le pertuzumab et le T-DM1 sont utilisés également en situation métastatique mais des études sont en cours afin d'évaluer aussi leur intérêt en situation adjuvante.

Cibler l'environnement de la cellule cancéreuse

Il existe une interaction très importante entre les cellules cancéreuses et leur environnement, leur permettant d'assurer les conditions idéales de leur croissance et de leur migration. Ainsi, afin de pouvoir se propager et continuer à croître, elles nécessitent des apports en nutriments fournis par les vaisseaux sanguins dont elles favorisent la croissance et la prolifération. Certains médicaments ont été développés pour empêcher cette croissance des vaisseaux sanguins dans différents cancers et un de ces médicaments est utilisé dans le cancer du sein métastatique. Il s'agit du bévacizumab ou Avastin®. Comme tout médicament, il peut comporter des effets secondaires même s'il ne s'agit pas d'une chimiothérapie. Comme il agit au niveau des vaisseaux sanguins, les principaux effets secondaires peuvent être un risque d'hypertension artérielle la plupart du temps bien contrôlée, et plus rarement des risques de thromboses (caillots de sang dans les vaisseaux), voire de saignements. Ces effets secondaires sont rares et toujours pris en compte dans la prescription de ce médicament en fonction des facteurs de risque associés chez les patientes. Certaines polémiques récentes ont porté sur l'utilisation de ce médicament, remettant en cause son intérêt, mais à ce jour les autorités européennes et françaises ont toujours considéré qu'il permettait de contrôler plus longtemps les maladies métastatiques et par conséquent que son utilisation dans des services de cancérologie était légitime.

D'autres médicaments ciblent aujourd'hui l'environnement tumoral. Il s'agit de certains médicaments de l'os que l'on utilise également dans le traitement de l'ostéoporose, mais à des posologies moindres. Qu'il s'agisse des bisphosphonates (Lytos®, Clastoban®, Aredia®, Zometa®...) ou alors d'un inhibiteur d'un récepteur important dans la régulation des cellules osseuses appelé Rank Ligand (Xgeva®), ces médicaments permettent lorsqu'ils sont utilisés chez des patientes porteuses de métastases osseuses de diminuer le risque de complications liées à ces métastases. Ils sont la plupart du temps bien supportés et peuvent être utilisés plusieurs années. Les principaux effets secondaires peuvent être des réactions pseudo-grippales après leur administration, plus rarement des complications des bisphosphonates au niveau des mâchoires (ostéonécrose) nécessitant avant le début de ce traitement un contrôle dentaire.

L'avenir : au cœur de la cellule cancéreuse ?

La meilleure compréhension des mécanismes de régulation des signaux de communication au sein de la cellule cancéreuse nous permet d'envisager ce système comme un énorme réseau routier, rempli de carrefours plus ou moins importants. Au niveau de ces carrefours se trouvent notamment des protéines qui régulent le flux d'information et, de plus en plus, ce sont ces protéines qui sont visées par les nouveaux traitements ciblés. Si l'on imaginait que Paris est une cellule cancéreuse, afin de bloquer la circulation routière nous pourrions déployer un barrage à l'entrée de chaque porte du périphérique mais cela n'empêcherait pas pour autant la circulation dans la ville. En revanche, si l'on bloquait les places de la Concorde, de la République, de la Bastille, etc., il y aurait une jolie pagaille... C'est le principe de certains traitements ciblés que l'on utilise aujourd'hui en association avec d'autres traitements comme l'hormonothérapie, appelés inhibiteurs de mTOR. Il s'agit par exemple de l'évérolimus ou (Affinitor®). Du fait du caractère ciblé de ces approches, nous touchons à l'intimité du fonctionnement des cellules cancéreuses, malgré tout proche du fonctionnement des cellules normales, ce qui explique l'émergence de certains effets secondaires moins bien connus comme des toxicités cutanées, digestives ou pulmonaires.

La France a mis en place, grâce à l'INCa, 29 plates-formes hospitalières de génétique moléculaire des cancers, réparties sur le territoire et permettant d'identifier les anomalies à l'origine de l'intérêt de la plupart des thérapies ciblées que l'on peut utiliser aujourd'hui. Ce système unique au monde garantit à notre pays d'être toujours parmi les plus actifs non seulement dans le domaine de la recherche moderne, mais surtout dans l'accès aux innovations. Malheureusement, les enjeux du futur seront économiques eu égard aux prix exorbitants de certains de ces nouveaux médicaments. Les polémiques naissantes que l'on commence à trouver dans la presse ne sont en fait, derrière des arguments « pseudo-scientifiques », que des raisonnements économiques certes importants mais pour lesquels la société civile et les décideurs politiques se doivent d'apporter une réponse entre impératifs éthiques et économie.

Les indications

Nous allons envisager les indications du traitement de façon un peu schématique. Chaque cas ne peut bien sûr être évoqué tant les présentations de la maladie sont nombreuses. Mais, à l'aide de ces règles de traitement, vous comprendrez comment s'élabore la décision thérapeutique. Nous commencerons par les formes les plus fréquentes de cancers infiltrants et évoquerons les formes plus rares et éventuellement plus complexes tels que les carcinomes *in situ*, le cancer en cours de grossesse, le cancer du sein chez l'homme, etc.

Nous ne redéfinirons pas les termes techniques, dont vous pourrez trouver l'explication dans la section précédente.

➤ *Les cancers « opérables »*

Par définition, ce sont les cancers pour lesquels un traitement locorégional peut être envisagé d'emblée. Ces cas représentent la grande majorité des cancers infiltrants.

Le traitement chirurgical

PEUT-ON CONSERVER LE SEIN ?

Dans la majorité des cas, la réponse est oui.

Toutefois, il existe des contre-indications à la conservation du sein. Elles sont (classiquement) les cas suivants :

- tumeurs volumineuses ;
- plusieurs tumeurs dans le même sein (tumeur *plurifocale*) ;
- tumeur située au centre du sein, derrière le mamelon ;
- récidive après un cancer déjà opéré dans le même sein.

Dans la pratique, ces contre-indications sont *relatives* et peuvent parfois être contournées ou modifiées :

• S'agissant de la taille de la tumeur, tout dépend en fait du rapport taille tumorale/taille du sein. Une tumeur de 40 millimètres pourra être retirée sans problème si le sein est très volumineux, alors que l'ablation d'une tumeur de 25 millimètres risquera de laisser dans un très petit sein d'importantes séquelles.

• S'il existe deux tumeurs relativement proches l'une de l'autre, un traitement conservateur est de plus en plus souvent décidé.

• Une tumeur centrale bénéficie maintenant souvent d'une ablation de la partie centrale du sein, avec l'aréole et le mamelon[27].

Ces différentes règles, ainsi que leurs éventuelles exceptions, sont en fait guidées par deux impératifs contradictoires et hiérarchiques :

- assurer l'exérèse complète du cancer et minimiser le risque de *récidive locale* ;
- conserver au sein un aspect esthétique satisfaisant.

En clair, cela signifie qu'un traitement conservateur « à tout prix » peut parfois faire courir un risque de récidive et/ou de mauvais résultat esthétique si ses indications sont mal posées.

Il existe, par ailleurs, un certain nombre de *facteurs de risque de récidive locale* dont la présence doit rendre prudent.

---

27. Cette intervention est affectée du néologisme « pamectomie », car on enlève avec la tumeur la « plaque aréolo-mamelonnaire » souvent désignée par son abréviation de « PAM ».

Une décision secondaire de réintervention, voire de mastectomie peut être prise après la première opération devant la présence de nombreux facteurs de risque de récidive locale, comme des marges d'exérèse de qualité insuffisante ou la présence d'un important contingent de carcinome intracanalaire.

Ces éventualités sont rares au regard du nombre de cancers diagnostiqués et traités. La majorité des tumeurs infiltrantes peuvent bénéficier d'un traitement conservateur en toute sécurité.

Devant une tumeur franchement volumineuse T2 ou T3 (40, 50, 60 millimètres...), l'attitude standard est la mastectomie. Mais le recours à une chimiothérapie néoadjuvante, de plus en plus fréquent, va permettre dans certains cas de commencer par réduire la taille tumorale afin de retrouver des conditions favorables à une conservation du sein. Rappelons toutefois ici quelques notions importantes :

- La chimiothérapie néoadjuvante n'apporte, dans cette indication, aucun bénéfice sur la survie par rapport à la séquence classique mastectomie-chimiothérapie adjuvante. Cependant la chimiothérapie première présente l'avantage indéniable d'agir sur une cible mesurable et donc de permettre de vérifier objectivement la réponse au traitement en voyant « fondre » la tumeur. Une réponse importante, voire complète est un élément satisfaisant et de bon pronostic. Dans le cas contraire où il existerait une résistance au traitement, celui-ci pourrait être modifié. Cette adaptabilité « à la carte » est un des arguments majeurs des tenants de cette attitude, sachant, en outre, que l'indication de chimiothérapie pour ces volumineuses tumeurs sera posée tôt ou tard.

• La chirurgie conservatrice réalisée après une procédure de ce type comporte un risque accru de récidive locale dont il faut être prévenue. Ce risque est relativement bien établi par la qualité de la réponse au traitement. Cette réponse sera déterminée d'une part par la mesure de la taille de la tumeur aux examens d'imagerie, et surtout par l'étude microscopique après chirurgie. L'efficacité maximale est attestée par une *réponse complète histologique*[28] où aucune trace de la tumeur n'est plus décelable après chirurgie.

On voit bien qu'il s'agit là d'un faisceau d'indications complexes, éminemment variables d'une patiente à l'autre. Ces indications ne font l'objet d'aucun consensus et doivent nécessairement être établies en comité multidisciplinaire à tous les échelons de la décision. L'information sincère et le souhait éclairé des patientes sont également bien entendu déterminants. Il est *a priori* inutile de proposer ce type de procédure à une patiente qui ne souhaite pas conserver son sein. Avec des indications raisonnablement choisies et contrôlées, et sans s'acharner sur le principe d'une conservation mammaire systématique et « à tout prix », la chimiothérapie néoadjuvante possède donc ici une indication très sérieuse.

LES GANGLIONS DE L'AISSELLE

Le diagnostic de cancer infiltrant implique la réalisation d'une exploration des ganglions de l'aisselle.

Dans les conditions vues au chapitre précédent, le curage peut être remplacé par un prélèvement du ganglion sentinelle.

Dans le cas de très petites tumeurs de bas grade, ou dans certains cas de cancers chez les patientes très âgées, il peut parfois être décidé de ne pas réaliser de prélèvement ganglionnaire. Cette attitude n'est absolument pas consensuelle et la

---

28. « pCR » en franglais oncologique (*pathological complete response*).

décision ne peut en être prise qu'au cas par cas, en comité multidisciplinaire.

Le traitement radiothérapeutique

SI LE SEIN A ÉTÉ CONSERVÉ

Tout traitement conservateur doit être complété par une radiothérapie du sein.

La surimpression du lit tumoral est alors systématique.

L'irradiation systématique des ganglions mammaires internes et sus-claviculaires n'est réalisée qu'en cas d'envahissement prouvé des ganglions de l'aisselle. Si la tumeur est située dans la partie interne du sein (vers le sternum), une irradiation des ganglions de la chaîne mammaire interne est pratiquée même chez les patientes N–.

L'irradiation de l'aisselle elle-même n'est réalisée que dans de très rares cas, dictée par l'importance de l'envahissement des ganglions.

SI LE SEIN A ÉTÉ ENLEVÉ

L'irradiation de la paroi thoracique et des aires ganglionnaires n'est effectuée que si le curage est positif (N+).

Toutefois, en cas de tumeur volumineuse ou multifocale, ou en présence de facteurs de risque de rechute locale, le bénéfice d'une irradiation systématique de la paroi a été démontré et est assez largement pratiqué.

Les traitements médicamenteux

L'indication et les modalités de ces traitements sont des décisions multidisciplinaires.

Rappelons qu'un traitement adjuvant est administré après un traitement locorégional considéré comme satisfaisant, dans le but de réduire le risque de survenue ultérieure de métastases. C'est l'évaluation de ce risque qui reste l'enjeu majeur de l'indication du traitement adjuvant. De première intention, cette évaluation repose sur les critères cliniques et anatomopathologiques que sont l'âge, la taille tumorale, l'atteinte ganglionnaire, le type histologique, le grade histo-pronostique, l'évaluation des récepteurs hormonaux et de HER2.

Il est ainsi des cas où ce risque est considéré comme extrêmement faible et où aucun traitement adjuvant n'est indiqué. Il faut pour cela que la *totalité* des critères ci-dessous soient respectés :

- âge supérieur à 35 ans ;
- tumeur de moins de 5 millimètres ;
- absence d'envahissement ganglionnaire ;
- grade SBR1 ;
- récepteurs hormonaux positifs ;
- absence de surexpression de HER2 ;
- absence d'emboles vasculaires (présence de cellules cancéreuses dans les petits vaisseaux à proximité de la tumeur).

Ces critères, en particulier concernant l'âge et les dimensions de la tumeur, peuvent varier d'une équipe à l'autre, mais le principe reste le même.

Dans toutes les autres situations, on retient l'indication d'un traitement adjuvant. Ce dernier est :

• Soit indiqué car il existe des critères incontestables permettant de prévoir l'efficacité du traitement, à savoir :
  - un traitement antihormonal en cas de positivité des récepteurs ;
  - un traitement anti-HER2 en cas de surexpression.

• Soit indiqué car il existe des critères incontestables de risque de rechute, faisant poser l'indication d'une chimiothérapie. Dans ce cas, les critères classiquement retenus sont :
  - le degré d'atteinte ganglionnaire ;
  - le grade SBR2 ou surtout 3 ;

– la taille tumorale ;
– l'absence de récepteurs hormonaux.

Voici donc, très schématiquement, le canevas de la prise de décision :

• S'il s'agit d'un cancer triple négatif (RH– HER2–), l'indication de chimiothérapie est le plus souvent portée même en l'absence d'atteinte ganglionnaire (N–) et même pour des tumeurs de petite taille dès qu'elles dépassent 5 millimètres.
• De même, les cancers ayant une surexpression de HER2 sont une indication de traitement adjuvant associant dans la grande majorité une chimiothérapie à un traitement anti-HER2. Dans de très rares cas, peut être discuté un traitement anti-HER2 sans chimiothérapie si cette dernière est contre-indiquée. Par ailleurs, si la tumeur exprime également les récepteurs hormonaux (50 % des cancers HER2 positifs), un traitement hormonal sera prescrit.
• Dans tous les autres cas, qui représentent la grande majorité des cancers du sein (HER2 non surexprimés et récepteurs hormonaux positifs), plus l'envahissement ganglionnaire est important, plus la taille est importante, plus le grade est élevé, plus l'âge est jeune et plus l'indication de chimiothérapie s'impose.

Ces critères ne permettent toutefois pas encore à eux seuls d'évaluer le risque de rechute de façon absolue. Plusieurs outils ont été développés afin de mieux le caractériser et ainsi aider à retenir ou rejeter l'indication de chimiothérapie. Ils peuvent constituer une aide précieuse à la décision. On distingue :

• **Les outils permettant de caractériser la prolifération cellulaire**, en d'autres termes l'agressivité de la tumeur évaluée par le nombre de cellules en division. Le grade en est déjà un reflet qui peut être affiné par le compte de mitoses (indice mitotique) et/ou l'indice de prolifération (Ki67). Une prolifération importante comme un Ki67 à plus de 15 ou 20 % renforce l'indication d'une chimiothérapie adjuvante.

• **La recherche de cellules circulantes** : les progrès biologiques actuels permettent de détecter par une simple prise de sang, non seulement des cellules cancéreuses circulantes en quantité infime, mais également des constituants de ces cellules (ADN, ARN...). Plusieurs études font part de l'intérêt de cette détection afin de juger du potentiel d'agressivité de la maladie et ainsi orienter les stratégies de traitement.

• **Les outils permettant de caractériser le type de cancer**. Les cancers lobulaires sont considérés habituellement comme moins chimiosensibles que les canalaires. Cette notion n'est pas consensuelle. Les nouvelles techniques de biologie ont permis une nouvelle classification moléculaire des cancers du sein corrélée à leur pronostic. On distingue schématiquement les cancers **luminaux** (récepteurs hormonaux positifs), les cancers **HER2** positifs et les cancers **basaloïdes** (récepteurs hormonaux négatifs sans surexpression de HER2 *dits triples négatifs*). Au sein des cancers luminaux, on distingue les cancers luminaux A (prolifération basse) et luminaux B (prolifération élevée).

> En dehors des cancers luminaux A, on considère que tous les cancers relèvent potentiellement d'une chimiothérapie.

• **Les outils mathématiques** permettant de calculer le risque théorique de rechute et le bénéfice théorique apporté par différents types de traitement dans un cas donné. Il s'agit surtout du logiciel en ligne Adjuvant!Online[29].

29. http://www.adjuvantonline.com/online.jsp.

• **Les outils moléculaires** permettant d'évaluer le risque évolutif. Ces tests ne sont actuellement pas remboursés. Ils nécessitent une analyse complémentaire de la tumeur et sont donc parfois difficiles à réaliser sur des petites lésions. Quatre tests sont actuellement disponibles :

- UPA/Pai1 évaluant le risque d'évolution métastatique sur toutes les tumeurs ;
- Mammaprint® évaluant le risque d'évolution métastatique sur les tumeurs N+ ;
- OncoTypeDX® évaluant le risque d'évolution métastatique sur les tumeurs RH+ ;
- PAM50® évaluant le risque de récidive sur les tumeurs RH+.

Au total, l'indication retenue de chimiothérapie adjuvante repose dans la plupart des centres sur des critères classiques cliniques et anatomopathologiques en intégrant la prolifération, le type de tumeur, parfois l'évaluation pronostique mathématique et exceptionnellement les outils moléculaires. Les décisions sont parfois complexes et illustrées par l'exemple qui suit.

Exemple d'utilisation des outils d'aide à la décision

Une patiente de 45 ans présente une tumeur de 15 millimètres. Il s'agit d'un carcinome canalaire infiltrant SBR2, récepteurs hormonaux positifs, sans atteinte ganglionnaire. D'après les critères classiques, il est probable qu'elle reçoive une chimiothérapie adjuvante, en raison du grade, de la taille tumorale et de l'âge.

Un outil mathématique comme Adjuvant!Online™ montre que le bénéfice d'un traitement associant chimiothérapie et hormonothérapie adjuvantes serait ici relativement important.

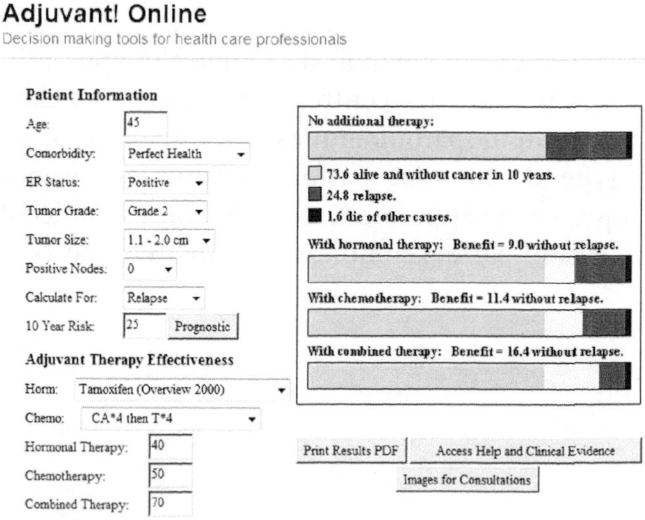

Toutefois, l'utilisation d'un test comme OncoTypeDX® montre dans ce cas particulier qu'il existe un risque très faible de rechute (*recurrence score* à 6). Il est dès lors licite de ne proposer à cette patiente qu'une hormonothérapie adjuvante par tamoxifène.

Genomic Health | oncotype DX Breast Cancer Assay

Genomic Health, Inc.
301 Penobscot Drive, Redwood City, CA 94063 USA
USA/Canada: +1.866.ONCOTYPE
International: www.oncotypedx.com/contact
www.oncotypedx.com
CLIA Number 05D1018272

Page 1 of 3

Patient/ID: DOE, JANE
Sex: Female
Date of Birth: 01-Jan-1950
Medical Record/Patient #: 556677771
Date of Surgery: 25-Sep-2008
Specimen Type/ID: Breast/SURG-0001

Requisition: R00003G
Specimen Received: 05-May-2009
Date Reported: 15-May-2009
Client: Community Medical Center
Ordering Physician: Dr. Harry D Smith
Submitting Pathologist: Dr. John P Williams
Additional Recipient: Dr. Sally M Jones

Breast Cancer Assay Description

Onco*type* DX Breast Cancer Assay uses RT-PCR to determine the expression of a panel of 21 genes in tumor tissue. The Recurrence Score® is calculated from the gene expression results. The Recurrence Score range is from 0-100.

Breast Cancer Recurrence Score = **6**

The findings summarized in the Clinical Experience sections of this report are applicable to the patient populations defined in each section. It is unknown whether the findings apply to patients outside these criteria.

Clinical Experience: Prognosis for Node Negative, ER-Positive Patients

The Clinical Validation study included female patients with Stage I or II, Node Negative, ER-Positive breast cancer treated with 5 years of tamoxifen. Those patients who had a Recurrence Score of 6 had an Average Rate of Distant Recurrence of **5% (95% CI: 3%-7%)**

The following results are from a clinical validation study of 668 patients from the NSABP B-14 study. *N Engl J Med* 2004; 351: 2817-26.

Recurrence Score vs Distant Recurrence in Node Negative, ER-Positive Breast Cancer Prognosis

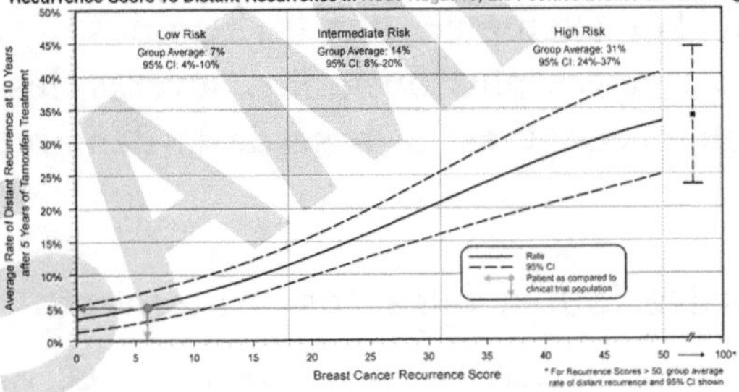

Laboratory Director: Patrick Joseph, MD

This test was developed and its performance characteristics determined by Genomic Health, Inc. The laboratory is regulated under the Clinical Laboratory Improvement Amendments of 1988 (CLIA) as qualified to perform high-complexity clinical testing. This test is used for clinical purposes. It should not be regarded as investigational or for research. These results are adjunctive to the ordering physician's workup.

GHI004 Rev023

Nous attendons les résultats de plusieurs études internationales évaluant de façon incontestable la supériorité de ces tests moléculaires pour l'identification des patientes devant bénéficier ou non de la chimiothérapie, avec un impact évident sur la qualité de vie et l'économie de santé potentiellement réalisée. Certains pays comme les États-Unis, Israël et l'Allemagne ont considéré que la mise au point et la validation de ces tests à partir d'études anciennes étaient suffisamment établies pour pouvoir les utiliser en routine et les faire prendre en charge par l'assurance-maladie. Ce n'est actuellement pas le cas en France[30]...

Les modalités des traitements adjuvants vont bien sûr varier en fonction des paramètres essentiels que sont les facteurs de pronostic.

Le bénéfice à attendre du traitement adjuvant est d'autant plus important que les facteurs de pronostic sont défavorables. Le bénéfice est toutefois réel dans *tous* les groupes de patientes qui ne répondent pas à la *totalité* des critères classiques. La décision thérapeutique devra pour chaque patiente évaluer le rapport entre le bénéfice et le risque que l'on peut attendre du traitement. Par exemple, chez les femmes âgées ou ayant des maladies associées plus ou moins sévères, les indications seront plus nuancées. C'est la base de la démarche médicale en général...

Dans quel ordre faut-il faire ses traitements ?

Classiquement, et dans la majorité des cas, on considère que l'*ordre de prescription* des différents éléments du traitement doit être respecté pour une meilleure efficacité :

1. chirurgie,
2. chimiothérapie,
3. radiothérapie,
4. hormonothérapie.

Il est possible en effet que l'hormonothérapie interfère avec les autres traitements, raison pour laquelle elle est en général prescrite en fin de séquence thérapeutique.

---

30. La réalisation de ces tests est donc, en France, intégralement à la charge des patientes pour un coût individuel qui peut atteindre plusieurs milliers de dollars US, somme que peu de candidates peuvent assumer. La prise en charge des tests par l'Assurance-maladie est toutefois possible dans quelques rares régions mais n'a pas été décidée au niveau national malgré les importants impacts économiques et humains potentiellement entraînés par une diminution des indications de chimiothérapie.

➤ *Les cancers non opérables d'emblée*

Il s'agit essentiellement des cancers inflammatoires ou à croissance rapide (PEV) et des cancers se présentant d'emblée en situation métastatique et/ou localement avancés. Dans ces situations, il est fondamental de pratiquer un bilan d'extension complet (TEP-scan, etc.).

Les cancers à croissance rapide

Les cancers se présentant avec des signes inflammatoires locaux ne doivent pas être opérés d'emblée, mais faire l'objet d'une chimiothérapie dite « première », ou d'« induction », ou *néoadjuvante*.

Dans la pratique, on réalise une biopsie à l'aiguille pour confirmer le diagnostic, rechercher les récepteurs hormonaux, l'expression de HER2, etc., puis on pose un site implantable et on commence *rapidement* la chimiothérapie. Les cancers inflammatoires sont en effet considérés comme des relatives urgences thérapeutiques.

Les modalités de cette chimiothérapie sont souvent sensiblement identiques à celles de la chimiothérapie adjuvante. Selon les équipes, elles varieront dans leur durée et dans la nature des protocoles utilisés. Le recours aux taxanes est très largement employé, ainsi bien sûr que l'utilisation des traitements anti-HER2 si le cancer est HER2 positif.

Le geste chirurgical est effectué après la chimiothérapie néoadjuvante. En règle générale, ce traitement sera une mastectomie, suivie de radiothérapie. Parfois, le traitement locorégional sera suivi d'une nouvelle chimiothérapie (adjuvante).

Ce type de prise en charge a totalement transformé l'évolution de ces formes inflammatoires autrefois rapidement fatales et dont le pronostic aujourd'hui permet d'espérer une guérison.

Les métastases connues au moment du diagnostic de cancer

L'éventualité de l'existence de métastases décelables au moment du diagnostic est rare : moins de 5 % des cas. On parle alors de métastases *synchrones*, par opposition à celles qui apparaissent ultérieurement (métastases *métachrones*).

Ici, le problème n'est plus du tout la tumeur primitive et le traitement locorégional peut n'être jamais pratiqué sauf cas particulier.

Le traitement proposé est très variable en fonction de l'âge et des caractéristiques biologiques de la tumeur. Comme nous le verrons au chapitre correspondant, il arrive que les caractéristiques telles que la présence de récepteurs hormonaux ne soient pas exactement les mêmes entre la tumeur primitive et ses métastases, et des biopsies à ce niveau seront donc parfois nécessaires. Hormonothérapie, chimiothérapie, traitements ciblés, radiothérapie seront ici prescrits avec des modalités et des durées très variables en fonction de leur efficacité et de l'état général.

Les cancers « localement avancés »

Il s'agit schématiquement des tumeurs dont l'évolution locale va aussi contre-indiquer le recours à une chirurgie première : les T4, c'est-à-dire les tumeurs envahissant la peau ou la paroi thoracique ou les deux, et les cas où existe cliniquement un envahissement ganglionnaire manifestement majeur (N2, N3).

Ce genre de tumeur fait le plus souvent l'objet d'un traitement néoadjuvant.

Le traitement locorégional sera « facilité » par cette attitude, qui améliore sensiblement les résultats.

Il est parfois suivi d'un traitement adjuvant.

Chez certaines patientes très âgées ou fragiles, le traitement local (mastectomie de « propreté ») est parfois effectué d'emblée pour alléger la séquence thérapeutique (*cf.* « Le cancer du sein chez la femme âgée », p. 201).

➤ *Quelques cas particuliers*

Les cancers *in situ*

Il s'agit d'un problème difficile. Les indications sont ici controversées et variables d'une équipe à l'autre.

L'attitude standard, classique, était qu'en présence d'un cancer *in situ* le traitement devait être une mastectomie. Les raisons en étaient les suivantes :

- Elle est efficace : cette attitude entraîne la guérison dans plus de 98 % des cas. Elle permet de se dispenser de radiothérapie et peut être accompagnée sans restriction d'une reconstruction immédiate, dont il s'agit d'une des meilleures indications.
- Il existe un risque de rechute locale en cas de conservation du sein. Ce risque est lié à divers facteurs comme :
  - un âge de moins de 35 ans ;
  - une lésion étendue ;
  - l'existence de lésions agressives comme le comédocarcinome (non consensuel) ;
  - des marges d'exérèse insuffisantes.
- Une éventuelle rechute locale peut se faire sur un mode *infiltrant* et non plus seulement *in situ*. Le pronostic devient alors radicalement différent.
- Les lésions sont souvent étendues, parfois multifocales.

Le côté paradoxal d'une attitude qui imposait une mutilation pour une lésion à malignité réduite, alors que la majorité des cancers infiltrants pouvaient bénéficier d'un traitement conservateur, n'échappe bien sûr à personne. C'est pourquoi dans la pratique actuelle on tend à réaliser dans de nombreux cas un traitement conservateur associant chirurgie limitée et radiothérapie.

Les indications de ce traitement conservateur doivent être soigneusement sélectionnées, en apportant un soin tout particulier à la qualité des marges d'exérèse de la lésion, qui doivent être suffisantes. Il faut souvent réaliser précocement après la chirurgie une mammographie de contrôle destinée à s'assurer de l'absence d'image résiduelle (microcalcifications). Dans le cas de persistance de telles images, ou en cas de marges insuffisantes (ou *a fortiori* carrément envahies), une réintervention est pratiquement systématique car la radiothérapie ne pourrait pas à elle seule corriger le risque de récidive entraîné par ces situations. Une conservation est alors quand même souvent tentée, mais il n'est pas rare à ce stade de devoir y renoncer et de se résoudre à une mastectomie.

Il n'existe pas d'indication à une chimiothérapie adjuvante en présence d'un carcinome purement intracanalaire. En revanche, la présence d'une micro-infiltration peut changer cette donne : une infiltration même millimétrique peut comporter un potentiel métastatique et imposer le recours à une exploration axillaire et à un éventuel traitement adjuvant. Cette micro-infiltration peut très bien avoir été ignorée sur les prélèvements biopsiques préopératoires et constituer une mauvaise surprise de l'examen histologique après chirurgie.

Il n'existe pas non plus d'indication consensuelle à une hormonothérapie postchirurgicale dans les cancers intracanalaires stricts : il n'y a, nous l'avons vu, pas d'indication de traitement adjuvant. La seule indication d'une hormonothérapie serait sa prescription à titre de prévention *secondaire* dans le but d'éviter un deuxième cancer, une rechute locale ou un cancer de l'autre sein, relativement fréquent dans cette situation. Mais cette prescription (tamoxifène, raloxifène ou antiaromatase) n'est actuellement ni consensuelle ni recommandée. Elle pourrait toutefois être dans certains cas considérée comme logique et les recommandations seront ici peut-être susceptibles d'évoluer dans les années à venir à la faveur du résultat d'essais cliniques.

En ce qui concerne le cas particulier de la *néoplasie lobulaire in situ*, nous avons vu qu'il s'agit d'une lésion qui est à la limite de la malignité. On ne pratique pas d'irradiation après ablation d'un foyer de lobulaire *in situ* car elle n'est pas efficace. Les lésions sont très souvent multifocales, voire bilatérales, même si elles ne sont pas toujours détectables en mammographie. Le risque de récidive est élevé. C'est pourquoi l'attitude thérapeutique obéit souvent à la loi du tout ou rien : soit simple surveillance, soit mastectomie avec reconstruction immédiate. Il s'agit bien sûr d'une décision difficile, qui doit faire l'objet d'une concertation multidisciplinaire.

Le cancer du sein chez la femme âgée

Il est bien difficile de nos jours de décréter qui est âgé et qui ne l'est pas. L'état physiologique d'une sexagénaire du début du XXIe siècle est sans commune mesure avec celui de son arrière-grand-mère au même âge. On considère généralement que, jusqu'à l'âge de 70 ans, il n'y a *a priori* pas lieu de proposer un traitement différent de celui d'une femme plus jeune. Après cet âge, les spécialistes en gériatrie utilisent des tables et des tests assez élaborés pour tenter d'établir de façon objective l'état physiologique de leurs patientes. Ce qui va en fait être déterminant dans la décision thérapeutique sera l'existence de maladies associées (« comorbidités ») pouvant interférer sur la conduite du traitement. Ces comorbidités peuvent être très variées dans leur nature ou leurs conséquences : une affection rhumatologique sévère pourra poser un problème pour la conduite de la radiothérapie du fait d'une mobilité réduite. Une insuffisance cardiaque même bien tolérée contre-indiquera une chimiothérapie à base d'anthracyclines.

Cela étant posé, les principes devant guider la conduite du traitement sont les suivants :

– traiter si possible comme on le ferait pour une femme plus jeune ;
– adapter au besoin les indications en fonction des impératifs du « terrain » : par exemple si une radiothérapie est difficilement envisageable en raison d'une mobilité réduite, proposer soit un traitement plus court (hypofractionnement), soit même une absence de radiothérapie (en proposant alors plutôt une mastectomie qu'un traitement conservateur, avec certaines réserves psychologiques ; *cf.* séquelles esthétiques au chapitre suivant) ;
– adapter l'agressivité et la pénibilité du traitement en fonction du bénéfice que l'on peut raisonnablement en attendre. C'est en fait l'espérance de vie prévisible de la patiente qui déterminera ce qui est raisonnable et ce qui ne l'est pas.

C'est donc en présence de femmes très âgées et/ou très fragiles que l'on sera amené à prendre des décisions thérapeutiques particulières qui ne s'appliqueraient pas à des patientes plus jeunes. Par exemple :

– chirurgie première dite de « propreté » devant une tumeur localement très avancée pour lutter contre douleur et complications locales (infection, saignements…) ;
– hormonothérapie exclusive, souvent remarquablement efficace pour peu que les récepteurs hormonaux soient présents ;
– parfois radiothérapie exclusive.

Il n'existe pas de règle générale en la matière, hormis le double principe consistant à soulager le plus possible et à nuire le moins possible…

Le cancer du sein en cours de grossesse

On a longtemps pensé que la survenue d'un cancer en cours de grossesse était un facteur aggravant. Il semble qu'en fait il n'en soit rien. Le pronostic relativement sévère des cancers diagnostiqués lors d'une grossesse est lié au jeune âge de survenue de ceux-ci. À présentation similaire de la maladie, le pronostic n'est pas modifié par l'état de grossesse, pour peu qu'un traitement adapté soit appliqué.

La mauvaise réputation de cette forme de cancer est d'abord et avant tout liée aux conséquences du retard diagnostique. L'augmentation de volume, les modifications de consistance des seins dues à la grossesse font que la découverte et la palpation d'une anomalie sont difficiles.

Le diagnostic et le traitement nécessitent un certain nombre d'adaptations :

- La **mammographie** est possible, en protégeant le fœtus des radiations par le simple port d'un tablier de plomb.
- Toutes les **interventions chirurgicales** sont possibles, avec des indications identiques, enceinte ou non.
- La **radiothérapie** est contre-indiquée en raison de ses conséquences sur le fœtus, qui peuvent aller jusqu'à la mort *in utero* ou des malformations plus ou moins sévères. Si une irradiation est indiquée (traitement conservateur...), elle devra être différée jusqu'à la fin de la grossesse.
- La **chimiothérapie** doit être évitée lors du premier trimestre de la grossesse. De nombreuses drogues ont en effet des conséquences néfastes sur le développement embryonnaire à cette phase cruciale de la grossesse. Il semble en revanche que certains protocoles de chimiothérapie soient envisageables aux 2e et 3e trimestres, avec des conséquences immédiates faibles sur le développement fœtal, mais encore peu évaluées sur le devenir à long terme de l'enfant.

• L'**hormonothérapie** est contre-indiquée, en particulier le tamoxifène avec son risque de malformations.
• Les **traitements anti-HER2** ne sont pas recommandés, car interférant potentiellement avec le développement cardiaque.

Les indications du traitement du cancer du sein en cours de grossesse vont donc largement dépendre de la présentation de la maladie et de sa gravité potentielle, ainsi que du stade de la grossesse auquel sera diagnostiquée la maladie.

> L'interruption thérapeutique de grossesse est indiquée si le stade de la grossesse et la présentation de la maladie imposent un traitement rapide incompatible avec la poursuite de la grossesse. L'interruption de grossesse n'apporte, en soi, aucun bénéfice sur l'évolution de la maladie, mais peut être rendue nécessaire par les impératifs du traitement. En cas de doute concernant d'éventuels effets délétères du traitement ou de tout autre agent extérieur, il est possible de consulter le site du Centre de référence sur les agents tératogènes (CRAT)[31]. S'il s'agit d'une grossesse très ardemment désirée, des solutions sont parfois possibles pour la mener à terme.

• Un cancer très limité (cancer *in situ*, tout petit cancer invasif, ou en général toute forme ne nécessitant pas de traitement adjuvant) permettra un traitement chirurgical « normal », une éventuelle radiothérapie étant reportée jusqu'à la fin de la grossesse.
• À l'opposé, une présentation sévère de la maladie nécessitera une interruption rapide de la grossesse pour pouvoir mener à bien un traitement optimal.
• Dans les cas « intermédiaires », les décisions vont surtout dépendre du stade de la grossesse. En règle générale, un diagnostic au premier trimestre va faire discuter une interrup-

31. www.lecrat.org.

tion de celle-ci, et un diagnostic très tardif va permettre de déclencher d'emblée l'accouchement. En cas de diagnostic trop précoce pour un déclenchement sans risque pour le fœtus, si la grossesse est ardemment désirée, il est possible de proposer temporairement une chimiothérapie adaptée à la situation.

• Il est à noter qu'une chimiothérapie contre-indique l'allaitement.

Le cancer du sein chez l'homme

Nous avons vu qu'il n'était pas exceptionnel : de l'ordre de 1 à 2 % des cancers du sein surviennent chez l'homme, c'est-à-dire plusieurs centaines de cas annuels en France. Des formes familiales peuvent être associées à une mutation du gène BRCA2.

Les caractéristiques du cancer du sein chez l'homme ne sont pas très différentes de celui de la femme. Il s'agit le plus souvent d'adénocarcinomes canalaires infiltrants. Il existe aussi des carcinomes *in situ*.

Le stade de découverte est en moyenne plus tardif que chez la femme. Il existe plus souvent un envahissement ganglionnaire ou un envahissement du muscle (celui-ci dû au volume extrêmement faible du sein chez l'homme).

Les principes du traitement sont également assez similaires :

- chirurgie avec exploration ganglionnaire axillaire. Il va de soi qu'un traitement conservateur ne présente que peu d'intérêt ;
- radiothérapie avec doses identiques ;
- chimiothérapie, hormonothérapie (tamoxifène…) sont administrées de la même façon.

Le pronostic est classiquement un peu plus sévère que chez la femme, notamment en raison d'un diagnostic plus tardif.

La vie après…

➤ *Les séquelles du traitement*

Les douleurs et la gêne fonctionnelle

Même si tous les efforts sont faits par les chirurgiens et par les radiothérapeutes pour minimiser les conséquences du traitement locorégional, il peut exister sur le moyen et le long terme des séquelles plus ou moins pénibles, retentissant plus ou moins sur la qualité de vie. Le mieux est bien sûr de les éviter, mais ce n'est pas toujours possible.

De nombreuses femmes ayant bénéficié d'un traitement conservateur se considèrent comme ne présentant aucune séquelle douloureuse. Cependant, certaines femmes se plaignent d'un inconfort dû à des douleurs persistantes au niveau de la cicatrice ou à une limitation plus ou moins douloureuse des mouvements de l'épaule, après curage ganglionnaire. Ce trouble est plus important après mastectomie. Une perte ou une diminution persistante de sensibilité de la face interne du bras est également fréquente.

> De nombreuses équipes disposent désormais d'une consultation antidouleur, laquelle fait partie intégrante de ce que l'on appelle les soins de support.

Les douleurs postchirurgicales et postradiothérapie, même si elles sont peu intenses et intermittentes, peuvent être tout de même relativement gênantes et justifient tout à fait le recours à ces spécialistes. Le résultat n'est pas automatique, mais il est très souvent spectaculaire et durable.

Le rôle de la mobilisation et de la kinésithérapie semble important bien que les expériences des différentes équipes soient un peu contradictoires à cet égard. Certains préconisent une kinésithérapie très précoce, dès le lendemain de l'opération.

L'esthétique

On ne le répétera jamais assez : ce n'est pas parce qu'on est malade qu'on doit être punie. La préservation de l'esthétique du sein est un standard reconnu, et la réalisation d'un geste plastique correcteur, effectué d'emblée lors de l'ablation de la tumeur cancéreuse, loin de représenter un danger pour la sécurité, permet au contraire l'ablation de tumeurs volumineuses avec une marge de sécurité optimale (chirurgie oncoplastique). La grande majorité des femmes se déclarent satisfaites du résultat esthétique de leur opération. Mais tous les traitements conservateurs ne sont pas des réussites sur ce plan et certains, encore aggravés par la radiothérapie, vont nécessiter une correction ultérieure : c'est alors une chirurgie difficile, car on intervient en « deuxième main », sur un sein cicatriciel et irradié. Il est nécessaire d'attendre plusieurs mois avant d'envisager un geste et encore celui-ci n'est-il pas toujours possible. Il est parfois nécessaire de recourir à des techniques assez complexes pour combler des irrégularités de galbe, corriger des déformations[32]. Le problème est parfois tellement ingérable que la seule solution passerait par une ablation de ce sein gravement déformé, suivie d'une reconstruction immédiate.

Le mieux, on l'aura compris, est de prévenir le problème et de respecter d'emblée les règles évoquées plus haut, visant à

32. Les techniques de lipomodelage par réinjection de tissu graisseux sont un apport récent, souvent très efficaces dans la correction de ces séquelles esthétiques, mais répondent à des règles d'utilisation et de surveillance très strictes. Les injections de produits inertes tel l'acide hyaluronique sont *strictement* interdites en chirurgie mammaire, et *a fortiori* dans cette indication.

minimiser les séquelles de cette chirurgie, voire à programmer d'emblée un geste oncoplastique visant à éviter la survenue de séquelles esthétiques.

Après une mastectomie, le problème est évidemment bien différent : le sein malade a complètement disparu et tout rappelle à l'opérée sa douloureuse situation.

Beaucoup de choses ont été écrites sur le vécu des femmes mastectomisées : image corporelle dégradée, crainte du regard des autres et en particulier du conjoint et des enfants, sentiment de solitude face à l'adversité. Il est banal de dire que l'aide et l'écoute de l'entourage familial et de l'équipe soignante sont absolument fondamentales. L'adhésion à des groupes de parole ou à des associations de patientes est devenue une action courante, encouragée par l'équipe médicale qui doit être à même d'en fournir les coordonnées.

Une femme ayant perdu un sein se retrouve dans une situation où elle doit effectuer un véritable travail de deuil. Celui-ci sera plus ou moins rapide, plus ou moins difficile, susceptible, comme face à toute autre situation de deuil ou de perte, de mobiliser énergie et ressources psychiques, voire de nécessiter une aide extérieure verbale ou médicamenteuse. Le deuil d'un sein passe par l'acceptation de ce nouveau schéma corporel : pouvoir regarder, toucher, puis montrer sa cicatrice sont des étapes parfois pénibles mais nécessaires, surtout avant d'envisager une reconstruction.

Un point est important, concernant l'âge des patientes : paradoxalement, la mastectomie est plutôt moins mal vécue chez une femme jeune que chez une femme âgée. La patiente jeune a plus tendance à vivre cette épreuve comme étant temporaire et pouvant s'estomper avec le temps, surtout dans la perspective d'une future reconstruction. À l'opposé, une femme âgée vivra sa mastectomie comme un élément de décrépitude irréversible et angoissante car la possibilité d'une reconstruction, pourtant envisageable à tout âge, soit ne lui sera pas offerte, soit sera refusée par elle-même. C'est pourquoi le traitement conservateur doit être proposé quel que soit l'âge. La mastectomie ne doit pas être considérée comme une solution de facilité chez une patiente âgée dont on présuppose souvent à tort qu'elle a abdiqué toute féminité. Du reste, alors qu'au début du XXe siècle, on considérait les sexagénaires comme des vieillards, l'augmentation vertigineuse de l'espérance de vie fait qu'il est bien difficile de donner aujourd'hui une définition de la vieillesse. Quel âge, déjà, ont cette actrice, cette chanteuse que nous voyons régulièrement à la une des magazines *people* ? Peut-on les considérer comme des vieilles femmes du simple fait qu'elles ont passé la soixantaine ? Nous avons déjà évoqué le problème du cancer du sein de la femme âgée : l'attitude consensuelle actuelle est que, tant que l'état général le permet, ces femmes ne doivent pas être traitées différemment de leurs cadettes.

Après une mastectomie, et en attendant qu'une reconstruction soit possible, la seule chose à faire est le port d'une prothèse externe qui va permettre au moins de retrouver une silhouette symétrique, même avec des vêtements légers ou un maillot de bain. Ces prothèses sont remboursées, au moins partiellement, l'Assurance-maladie les prenant en charge à concurrence de 69,75 euros, le solde pouvant être remboursé le cas échant par une mutuelle. Certaines s'en contenteront à titre définitif, redoutant un nouveau parcours chirurgical. D'autres, nombreuses, souhaiteront une chirurgie de reconstruction et nous renvoyons le lecteur au chapitre consacré à ce sujet.

La fatigue

Voilà un symptôme subjectif par excellence, car il n'est pas aisé de mesurer la fatigue. Il est surtout difficile de faire la part de ce qui revient à l'anesthésie, au stress de l'opération et du diagnostic annoncé, aux traitements adjuvants… De nombreuses femmes se plaignent de fatigue, même de longs mois après la fin du traitement.

Des études sérieuses et complexes ont cherché à mesurer les paramètres qui régissent la qualité de vie des femmes traitées pour un cancer du sein, ainsi que son évolution face à différents traitements. Il en ressort que la fatigue est aggravée par un état dépressif, surtout s'il préexistait à l'intervention, ainsi que par d'éventuelles séquelles douloureuses, ou encore par un dysfonctionnement sexuel ou affectif du couple. Nous reviendrons sur certains de ces éléments, ainsi que sur la fréquente nécessité d'une prise en charge par un professionnel de l'écoute. La prescription d'un traitement anxiolytique et/ou antidépresseur est parfois nécessaire et participe à l'amélioration de l'état général.

La disparition de l'état de fatigue semble en tout cas clairement liée à la reprise ou au maintien d'une activité physique régulière (marche, natation...) plutôt qu'à l'augmentation des périodes de repos, qui semble plutôt l'aggraver. Le sport, même à petite dose, aide aussi à la lutte contre la prise de poids : celle-ci est fréquente, favorisée par certains traitements adjuvants (chimiothérapie et hormonothérapie) et participe à la dégradation d'une image de soi déjà bien malmenée par l'annonce de la maladie et l'intervention chirurgicale.

Enfin, l'intérêt d'une activité physique est de plus souligné comme facteur diminuant le risque de rechute de la maladie.

➤ *Vivre comme avant*

En parler ou... ne pas en parler

Le traitement est terminé. Ouf. Ces quelques mois ont été plus que difficiles : violents. Découvrir sa maladie, se faire opérer, traverser la chimiothérapie, les rayons, gérer sa vie personnelle au milieu d'une telle tempête, se battre… Mais, bon, tout cela en valait la peine si maintenant on est tranquille.

Tranquille, on l'est, parfois d'ailleurs un peu trop au goût de certaines : l'arrêt du traitement est vécu de façon paradoxalement angoissante par certaines femmes. Tant que dure le traitement, on « fait quelque chose », mais si on arrête, le cancer ne va-t-il pas revenir ? Ces longues semaines rythmées par les consultations, les prises de sang, les perfusions, les rayons étaient un calvaire, mais au cours duquel on se battait de toutes ses forces. Et puis, tout d'un coup, plus rien, et cela génère un vide certain. On a même du mal à trouver quelqu'un à qui s'en ouvrir : « Tu exagères, tout de même : maintenant que c'est fini, on dirait que tu déprimes encore plus que pendant la chimio ! » On entend même parfois la version culpabilisante : « Tu ne pourrais pas parler d'autre chose, un peu ? Regarde dans quel état cela met les enfants ! »

D'autres, à l'opposé, qui ont compté les jours qui les séparaient de leur « libération », ressentent un soulagement délectable d'être enfin débarrassées de ces contraintes, de ces désagréments, de toutes ces blouses blanches…

Certaines femmes, donc, ont besoin d'en parler et d'autres au contraire ont besoin de passer d'urgence à autre chose. Il est clair que ces deux exigences sont également respectables. Une *omertà* farouche sera autant vécue comme un viol par les premières qu'une insistance intrusive à « en parler » le sera par les secondes.

LES AMIS

Ce qui est commun aux deux, c'est d'abord que cette épreuve va permettre de compter ses amis. Même si c'est de moins en moins vrai, le cancer fait encore peur. On en est douloureusement surpris, mais la maladie fait un peu le vide. On en arrive presque à préférer la condescendance apitoyée et exaspérante, mais au moins présente de certaines amies, à l'attitude gênée, voire au silence brutal de celles que l'on croyait plus proches. Les voisins, les collègues : *idem*. Heureusement, il se trouve le plus souvent quelques ami(e)s judicieusement choisi(e)s, pour vous aider à vous souvenir que le bonheur peut être simple comme un verre de sauvignon[33] (avec modération !), un bon film ou une soirée à deux ou à dix. Et qui n'hésiteront pas à vous écouter parler tout votre saoul de vos douleurs et de vos peurs, si tel est votre désir.

LE CONJOINT

Le personnage clé, bien sûr, et pour peu qu'il ou elle existe, est la personne qui partage votre vie. Cela a beaucoup été dit et écrit : la maladie est un révélateur du couple. Une union harmonieuse traversera cette tempête avec plus ou moins de facilité, mais bien souvent avec encore un peu plus de ciment et de force qu'avant.

Les ruptures dues à la maladie existent et sont cruelles. Elles révèlent avant tout un dysfonctionnement profond que le partage obligé de l'angoisse de la maladie a rendu intolérable, au point que le conjoint fuyard n'hésite plus à endosser le rôle du traître. Cela dit, il arrive également que ce soit la malade elle-même qui mette fin à un couple jugé bancal et soulage de ce fait tout ou partie de son mal-être.

Presque tout passe ici par la parole. Ce qui est à peu près constant, c'est que le conjoint doit tenter de s'adapter au désir de sa femme. Si le souhait de celle-ci est de partager son expérience, ses angoisses, il est bon que son conjoint l'écoute, assiste à certaines consultations (si elle le désire !), partage avec elle questions et décisions. En règle générale, il doit faire preuve d'une grande disponibilité. Mais la frontière peut être très subtile entre ce qui, aux yeux de ce conjoint,

33. Référence au livre de Béatrice Maillard-Chaulin *Journal d'un sein* (Éditions Corsaire). Des vertus de l'amour et de l'humour pour surmonter les catastrophes.

relève d'une juste empathie et ce qui à la longue devient un fardeau qu'il ne portera plus qu'à contrecœur. La tentation, en effet, peut être forte pour la femme malade d'utiliser sa maladie ou le souvenir de celle-ci comme une sorte de joker ouvrant droit à un comportement déraisonnable. Même s'il n'y a pas de commune mesure entre le vécu de l'un et celui de l'autre, le conjoint peut avoir été profondément traumatisé par la maladie de sa femme et ressentir, de son côté, un mal-être durable, parfaitement légitime. Il peut avoir un jour du mal, lui aussi, à gérer tout cela, et « craquer ». Malaise.

LES ENFANTS

Le problème, ici, est à plusieurs niveaux. Il y a d'abord le non-dit. Quoi que cela vous coûte, vous devez parler aux enfants et leur dire, avec des mots simples mais pas « gnangnan », que vous êtes malade, et que vous vous soignez. D'ailleurs ils le savent déjà plus ou moins, même si vous avez employé une énergie farouche à le leur cacher. C'est très triste que maman soit malade, mais c'est moins triste que les messes basses, les absences mystérieuses et les explications fumeuses. Deuxième problème, que vous le vouliez ou non, ils vont se demander si ce n'est pas par leur faute que maman est malade. La culpabilisation est en effet automatique, reliée plus ou moins consciemment à une faute réelle ou supposée qu'ils auraient commise (sans parler de ce que représente pour eux le sein de maman, ce qui nous entraînerait trop loin). Il faut leur dire que cette maladie n'est pas leur faute. Même si cela va de soi. Troisième point : votre culpabilité vis-à-vis d'eux. Vous avez peur de ne pas bien vous occuper d'eux. Vous avez peur qu'ils ne vous en veuillent. Là aussi, des explications et une demande de solidarité assez simples sont parfaitement compréhensibles par des enfants même jeunes. Vous avez peur de leur « prendre la tête avec tout ça ». Mais vous avez aussi le *droit* d'être malade, et ils le savent. D'un autre côté, il est vrai qu'eux aussi ont le droit d'aspirer à une certaine légèreté : il faudra trouver, le plus souvent d'ailleurs sans effort, le temps et les moyens de leur fournir la dose requise de câlins et de moments rigolos. Il est vrai qu'ils n'ont pas toujours à être les témoins des angoisses des parents. Enfin, parfois, vous avez peur de leur avoir transmis la maladie. Ce dernier point ne devra être abordé qu'avec des « grandes », et bien sûr uniquement si vous avez de réelles raisons de penser qu'il puisse en être ainsi (*cf.* « Facteurs de risque »).

LES UNS ET LES AUTRES...

À l'opposé, il y a tout le groupe de ceux à qui vous ne souhaitez pas parler de votre maladie : qu'il s'agisse de fâcheux plus ou moins intimes, ou parfois de personnes proches mais à l'angoisse ingérable comme vos parents ou la tante Ursule... Le choix n'appartient qu'à vous, et chacun sera tenu de le respecter. Attention quand même au poids que peut représenter un secret de ce genre, souvent difficile à gérer et susceptible d'entraîner des cascades de mensonges finalement assez fatigants avec le risque à tout moment de se « couper » ou que les enfants fassent une gaffe plus ou moins volontaire. La vie est peut-être déjà assez difficile comme cela à ce moment...

Une autre situation fréquente est celle représentée par vos sœurs d'infortune, voisines de consultation ou d'hospitalisation qui, souhaitant vous manifester de l'intérêt, risquent d'alimenter votre angoisse par leurs témoignages ou histoires personnelles concernant leur parcours de soins. Chaque cas est unique et le vécu et l'expérience d'une patiente donnée ne sont pas forcément transposables à une autre...

LES PSYCHO-ONCOLOGUES

En cas de problème (et même avant !), il existe maintenant une catégorie professionnelle spécialisée dans l'écoute et l'aide aux patients atteints de cancer et à leurs proches :

les psycho-oncologues. La plupart des centres spécialisés emploient ces thérapeutes depuis maintenant des années. Il s'agit d'une véritable spécialité, pourvue de sociétés savantes, de congrès, etc. De nombreux psychiatres et psychothérapeutes se sont penchés sur la question et ont contribué à élaborer les règles de cette spécialité. Le bénéfice en bien-être et qualité de vie est considérable. Mais le hic, comme toujours, va être à la fois logistique et financier.

La logistique : les psycho-oncologues ne sont pas assez nombreux. Dans les grands centres où l'on voit passer plusieurs milliers de malades par an, ces professionnels sont débordés par l'ampleur de leur tâche : annonce, accompagnement en cours de traitement, couples, surveillance... Nombreux sont les sujets qui font l'objet de leur intervention, malheureusement limitée par la démographie de leur profession.

L'aspect financier : cela peut sembler révoltant, mais l'intervention d'un(e) psychologue hors hôpital ou dispensaire public n'est pas remboursée par l'Assurance-maladie, même si certaines sont prises en charge dans le cadre des activités de réseau. Cette situation, du moins peut-on l'espérer, ne peut pas durer, tant il est inconcevable que cet aspect fondamental de la prise en charge de la maladie ne soit pas réglé. Il est illogique d'élaborer des plans nationaux, des référentiels, des recherches de pointe, si nombre de patients doivent être abandonnés à leur sort pour gérer un élément crucial de leur vie.

Heureusement, il existe une alternative tout aussi valable pour peu que le professionnel concerné ait été formé à cette question : le recours à un psychiatre, dont les consultations sont, elles, remboursées. Certes, de nombreuses patientes rechignent, par méconnaissance ou crainte du qu'en-dira-t-on, à consulter un psychiatre, mais il s'agit en l'état actuel de la législation d'une solution très satisfaisante à titre individuel ou en famille.

Bien sûr, si l'aspect financier n'est pas problématique, l'offre de soins en psychothérapie, seule ou en couple, est assez large. Il est souhaitable de s'assurer que le professionnel consulté a la formation et l'expérience requises par la situation très particulière qu'est le contexte du cancer.

LES MÉDECINES ALTERNATIVES

À la marge de ces professions gravitent un certain nombre de personnages auto-intitulés thérapeutes dont les intentions et les compétences sont malheureusement parfois inversement proportionnelles à leurs tarifs. Il n'est pas toujours aisé de se renseigner à ce sujet. À l'extrême, il existe toute une nébuleuse de structures plus ou moins sectaires qui manient en un savant mélange, et contre espèces sonnantes, verbiage psychiatrisant et médecines « alternatives ». Le recours aux médecines alternatives ? Pourquoi pas si vous sentez que cela vous fait du bien, mais, de grâce, uniquement en complément et jamais à la place de votre traitement, et seulement après feu vert formel de votre oncologue. Trop de charlatans pendables ont abusé de la crédulité de patientes désemparées et leur ont fait prendre des remèdes au minimum inefficaces et au pire nocifs.

LES SOINS DE SUPPORT

Comme leur nom l'indique, il s'agit de techniques variées dont l'objectif est d'améliorer de toutes les façons possibles le confort et la qualité de vie des patientes traitées. Au-delà des médicaments classiques, les techniques éprouvées que sont la sophrologie, l'acupuncture ou la relaxation ont largement montré le bénéfice qu'elles pouvaient apporter. L'apport des socio-esthéticiennes, des diététiciens et nutritionnistes, des kinésithérapeutes, des assistantes sociales, des coachs peut être d'une aide très précieuse. L'ensemble des acteurs de ces soins sont désormais des partenaires reconnus de la prise en charge des cancers.

LES ASSOCIATIONS DE PATIENTES ET LES GROUPES DE PAROLE

Le recours à des professionnels de l'écoute et du soutien n'est donc pas toujours possible et il n'est d'ailleurs pas du tout constamment nécessaire, et de loin. En outre, il existe pour celles qui ont besoin de parler et de partager de nombreuses solutions proposées par le monde associatif. Associations de patientes, groupes de parole, voire simples permanences assurées avec dévouement et compétence par des bénévoles elles-mêmes anciennes patientes se multiplient. Ils font souvent un travail remarquable, très apprécié.

Enfin, modernité oblige, plusieurs sites Internet proposent des forums de discussion et d'échange, des listes de diffusion, des infos, pour ne plus se sentir seule et partager les expériences communes. On trouvera en annexe IV quelques adresses et sites Web utiles. Attention quand même : on trouve à peu près tout et n'importe quoi sur Internet, et l'information n'y est pas filtrée. Tous les sites prétendument médicaux n'offrent pas une garantie de sérieux, surtout quand ils ont une vocation commerciale. À l'opposé certains autres peuvent délivrer des données brutes, *a priori* sérieuses, mais éventuellement angoissantes et difficiles à assimiler. Trouver sur Internet un article (en anglais) rapportant les résultats spectaculaires de l'essai clinique d'un nouveau médicament ne signifie pas que vous pourriez ni ne devriez en bénéficier, ni que cette étude ne soit pas contestable ou lourdement biaisée. Si vous vous sentez la capacité ou l'envie de rechercher de la bibliographie sur le Net, vous pouvez aussi en parler à vos médecins.

La sexualité

Il s'agit bien sûr d'un élément important de la qualité de vie, la relation de couple ne se limitant idéalement pas à des échanges purement verbaux.

Au cours de la maladie et de son traitement, et parfois dans les mois qui suivent, des écueils peuvent survenir, susceptibles de perturber le fragile équilibre sexuel du couple. Ces écueils ne sont ni inéluctables ni insurmontables et de nombreux couples conservent sans peine une sexualité épanouie pendant cette épreuve.

Face à une difficulté, c'est encore la parole qui sera le levier principal de l'amélioration. Elle permet bien souvent d'aplanir la crainte de « ne plus être normale », de déplaire, de souffrir. Elle permet de rassurer un partenaire timoré ou inquiet, de le guider.

La sexualité ne se résume pas à la pénétration. Une période de difficulté ou de blocage physique peut être l'occasion de (ré)apprendre tendresse, caresses et complicité. Il va ainsi de soi qu'il sera plus simple de surmonter les problèmes si le couple est uni par un lien très puissant. À l'opposé, l'absence de couple établi rend cette épreuve difficile pour une célibataire qui hésitera longtemps à se confier à un partenaire plus ou moins occasionnel, essentiellement par crainte de le décevoir.

Avant tout, il existe souvent une baisse du désir sexuel, de la *libido*. Elle est due à de nombreux facteurs comme la fatigue, mais elle est aussi très souvent provoquée ou aggravée par la chimiothérapie. Un élément important est en effet la privation hormonale provoquée par la chimiothérapie, ou celle parfois radicale entraînée par une hormonothérapie comme les agonistes LH-RH. Ou simplement par l'arrêt brutal d'un traitement hormonal substitutif de la ménopause. En plus de la baisse du désir, ces perturbations entraînent des problèmes mécaniques comme une sécheresse vaginale et des douleurs à la pénétration du fait d'une baisse de stimulation hormonale des organes génitaux. Tout cela est bien médical, c'est surtout douloureux et humiliant. Des solutions existent pourtant, et les gynécologues les connaissent bien : depuis les hydrogels en passant par certains traitements hormonaux locaux. En effet, les préparations à base d'œstriol (Colpotrophine®), bien qu'appartenant à la famille des œstrogènes, ne sont pas contre-indiquées car leur action est purement locale et ils ne passent pas dans la circulation. Cela peut changer la vie.

L'autre aspect est celui de la dégradation de l'image corporelle. Elle est imprévisible, extrêmement variable d'une femme à l'autre : telle sera bouleversée par une petite cicatrice périaréolaire pratiquement invisible, telle autre ayant subi une mastectomie et une perte des cheveux surmontera cela avec son mari sans une vague. Mais, sans aller à ces extrêmes, la majorité des femmes opérées d'un cancer du sein, surtout en cas de mastectomie, souffrent de cette dégradation de leur image. Cela peut être un frein majeur à la sexualité du couple, tant que la femme n'aura pas décidé de montrer sa cicatrice à son partenaire. Ils surmonteront ensemble leur inquiétude, leur crainte, leur répulsion, avec une facilité parfois décrite *a posteriori* comme étonnante. Le tout est d'oser en parler... Une cicatrice, ça peut tout à fait se regarder, et ça peut tout à fait se caresser. Bien sûr, la reconstruction du sein sera ultérieurement un élément très positif dans cette démarche. Elle sera l'occasion d'un nouveau réapprentissage à deux.

Mais le couple ne se limite bien sûr pas à la femme, et nombre de difficultés peuvent venir de son conjoint. Il peut bien souvent éprouver un blocage, pour diverses raisons, et s'en sentir éventuellement coupable. La crainte de faire mal, d'être importun, la crainte de cette fameuse cicatrice... font que la patience et la tendresse ne doivent pas s'exercer à sens unique.

Le travail

Avoir envie de parler de votre maladie au travail est légitime, mais il est judicieux de choisir ses confidents avec circonspection. Vous avez parfaitement le droit de n'en parler à personne. Votre employeur doit bien entendu être informé dès le début du fait que vous êtes malade, mais rien ne vous oblige à lui préciser le diagnostic. Le médecin du travail peut en avoir connaissance, mais il est lié de façon absolue par le secret professionnel. La décision n'appartient qu'à vous. Rappelez-vous seulement, face à des gens qui ne sont pas vos intimes, que le cancer fait peur et que la plainte dérange. Mais si vous voulez que ce tabou vole en éclats, allez-y, et montrez-leur qu'il n'y a aucune raison de traiter comme une pestiférée une femme qui n'est pas différente de ce qu'elle était l'année dernière.

Si certaines femmes continuent à travailler contre vents et marées, malgré la chimiothérapie, les rayons, la fatigue, leur cas reste assez marginal. Ce sont en général des commerçantes ou des membres de professions libérales pour qui une interruption de travail signifie une disparition de leurs revenus, ou alors des cadres supérieures qui considèrent leur présence comme indispensable à l'entreprise. Elles travailleront soit par conscience professionnelle, soit par crainte de retombées négatives sur leur carrière ou sur leurs revenus. Mais, en dehors de ces catégories, qui ne sont pas majoritaires, de nombreuses femmes souhaitent continuer à travailler dans la mesure du possible, pour se sentir « normales » et conserver leur place au sein de la société. Ce n'est dans tous les cas pas toujours simple, les conséquences physiques du traitement pouvant les contraindre à s'arrêter à un moment où à un autre.

Il est parfaitement légitime et normal de s'arrêter de travailler quand on a un cancer du sein. Combien de temps doit-on prévoir ? Il faut additionner les durées respectives des différents éléments du traitement :

- chirurgie et ses suites : 3 semaines ;
- chimiothérapie adjuvante : 3 × 6 semaines = 18 semaines + 4 de repos ;
- radiothérapie = 6 semaines.

Comptez encore un bon mois minimum pour vous remettre de l'ensemble et vous arrivez à un total de neuf mois d'arrêt pour le traitement initial de la maladie. À quoi se rajoutent le cas échéant l'hospitalisation et les suites de chacun des temps opératoires d'une éventuelle reconstruction différée. Ces durées ne sont qu'indicatives et sujettes à de multiples variations.

Il est parfois possible de reprendre son travail de façon limitée entre deux cycles de chimiothérapie, si le traitement n'est pas trop pénible et si l'état général le permet. Mais surtout si *vous* le souhaitez, car personne ne peut vous y contraindre.

Votre employeur n'a pas le droit de vous licencier pendant votre traitement et pendant une durée variable après celui-ci. La protection sociale est variable en fonction de l'employeur : il fait meilleur pour cela travailler à La Poste ou dans une banque que dans une PME à l'équilibre fragile. Il faut aussi savoir que certains employeurs peu scrupuleux tenteront de faire « craquer » l'employée malade dont ils ont décidé de se séparer malgré la protection dont elle fait l'objet. Le harcèlement moral, dont il est beaucoup question actuellement, n'est plus un tabou et la justice le voit d'un très mauvais œil…

De nombreuses solutions d'adaptation au travail sont possibles et il existe dans la plupart des services de cancérologie[34] une assistante sociale dont le métier est justement de vous aider à trouver ces solutions avec votre employeur. Qu'il s'agisse d'un poste adapté, moins fatigant, d'un mi-temps

34. Ou simplement au bureau d'aide sociale de la mairie.

thérapeutique, voire d'une mise en longue maladie, des solutions existent si vous ne pouvez pas retravailler comme avant et des professionnels sont là pour vous aider.

Il n'en reste pas moins que, dans la grande majorité des cas, une fois le traitement terminé, la reprise du travail aux mêmes conditions qu'« avant » se fait sans difficulté particulière.

Les assureurs et les banquiers

Le comportement des banques et de leurs partenaires assureurs face à une patiente ayant un antécédent de cancer est source de bien des frustrations. Le refus généralement assené sans discernement empêche souvent de solliciter un prêt immobilier, ou contraint à accepter des conditions peu avantageuses en particulier s'agissant des assurances obligatoires. En général le contexte précis de la maladie n'est pas étudié, et d'autant moins que la solliciteuse a des revenus modestes. Tout se passe comme si la gestion du « risque » devait être limitée au risque zéro.

Pour peu qu'on ait l'énergie et la motivation requises, rien n'empêche pourtant d'insister et de faire jouer la concurrence, de faire étudier son dossier. Il est anormal que des cas très différents soient traités de façon purement binaire : vous avez eu « le cancer » donc vous vous heurtez à une réticence. Ce que vous avez lu jusqu'ici vous a fait comprendre que ce mot peut recouvrir des situations réellement très différentes. Vous pouvez demander aux médecins qui vous suivent leur appui pour constituer un dossier. Mais ce n'est pas gagné d'avance.

L'obtention d'un prêt à la consommation est en revanche moins problématique.

Avoir un enfant après ?

D'une manière générale, le fait d'avoir eu un cancer du sein ne constitue pas une contre-indication à une grossesse.

Celle-ci ne modifie pas le pronostic de la maladie, n'élève pas le risque de rechute.

Cela étant dit, un certain nombre de précisions doivent être apportées :

• Il faut éviter la grossesse tant que le traitement est en cours. La chimiothérapie, la radiothérapie sont susceptibles de provoquer de graves malformations ou d'entraîner une interruption de la grossesse. Ces effets disparaissent en même temps que le traitement. Rappelons également que l'hormonothérapie par tamoxifène peut entraîner des malformations fœtales[35] : c'est pour toutes ces raisons qu'une contraception mécanique est prescrite pendant la durée du traitement.

• Après la fin d'un traitement par tamoxifène, la contraception peut être interrompue, ce qui permet de retrouver une fertilité « normale » compte tenu bien sûr de l'âge et des éventuels autres traitements reçus. La survenue d'une grossesse peut dès lors être « naturelle », mais il est tout à fait envisageable de recourir en cas d'infertilité à une technique d'assistance médicale à la procréation (AMP) telle que stimulation, fécondation *in vitro*, etc. On peut même envisager, si le traitement par tamoxifène est initié à un âge un peu « limite », proche de la quarantaine, de recourir *avant traitement* à une technique de préservation de la fertilité, comme nous le verrons plus loin.

• La chimiothérapie entraîne une infertilité dans un certain nombre de cas, mais celle-ci n'est pas systématiquement observée et sa durée est variable, surtout en fonction de l'âge : elle est le plus souvent réversible avant 30 ans, moins entre 35 et 40, pratiquement jamais après. Certaines drogues comme le cyclophosphamide, très utilisé en chimiothérapie adjuvante, entraînent très fréquemment une infertilité. Les taxanes ont une responsabilité moins claire.

---

35. Voir p. 203 : « Le cancer du sein en cours de grossesse ».

• Un désir de grossesse ultérieure étant tout à fait licite *après* la fin du traitement, un certain nombre de techniques destinées à préserver cette possibilité *avant* traitement sont maintenant disponibles et entrent dans le cadre d'une spécialité en plein essor : l'oncofertilité. Celle-ci fait l'objet d'un encadrement réglementaire strict prévu par les lois sur la bioéthique et leurs décrets d'application[36]. Une fois évaluées les chances de succès, notamment le « niveau de la *réserve* ovarienne », les possibilités techniques sont représentées par la fécondation *in vitro* (FIV) avec les techniques de congélation : vitrification ovocytaire, autorisée depuis 2011, congélation ou vitrification embryonnaire. Ces techniques nécessitent idéalement une stimulation ovarienne préalable au prélèvement ovocytaire, ce qui peut poser problème en particulier en cas de cancer hormonodépendant, et ne pourra être décidé que dans le cadre d'une concertation entre oncologues et spécialistes de l'AMP. Dans le cas où cette stimulation serait contre-indiquée, il peut être proposé un prélèvement d'ovocytes immatures en début de cycle, lesquels sont mis en culture puis vitrifiés par maturation *in vitro* des ovocytes (MIV). Une autre possibilité est représentée par la cryoconservation ovarienne. Celle-ci consiste en un prélèvement chirurgical de tissu ovarien par cœlioscopie, lequel est alors congelé puis regreffé en fin de traitement sur le tissu ovarien restant. Il existe actuellement des centres spécialisés dans cette conservation des tissus ovariens.

• Il paraît préférable de différer un projet de grossesse, le temps que le risque d'une rechute devienne faible. Ce risque est surtout fonction de la gravité de la maladie initiale et l'on peut estimer qu'un délai de cinq ans, parfois moins selon les cas, est « raisonnable ».

---

36. Loi n° 2011-814, titre VI du 7 juillet 2011, relative à la bioéthique, *JO*, 8 juillet 2011.

• Il n'en reste pas moins qu'il s'agit là d'une décision éminemment personnelle : qu'il s'agisse d'une grossesse voulue ou au contraire « accidentelle », une fois le traitement terminé, vous êtes en définitive seule juge de son opportunité. L'équipe médicale qui a pris en charge votre cancer peut et doit vous aider à décider de ce qu'il convient de faire, essentiellement en fonction du pronostic de la maladie. Mais, en dehors par exemple du risque de malformation entraîné par la prise de tamoxifène, il n'y a pas de raison médicale au nom de laquelle on pourrait vous interdire une grossesse ou vous imposer son interruption.

CHAPITRE 5

La surveillance après traitement

« Vous allez me laisser tranquille maintenant, docteur ? » « Quand est-ce que je vous revois ? » « J'aimerais bien que vous me redemandiez des marqueurs » « Ne me dites pas qu'on va recommencer tout ça ! »

Une surveillance locale et générale

Les modalités de la surveillance sont controversées, et les différentes équipes ont du mal à dégager un consensus total à ce sujet, car elles vont largement dépendre des facteurs pronostiques initiaux.

➤ *Que faut-il surveiller ?*

La surveillance doit s'exercer localement et sur le plan général.

• Localement, il s'agit avant tout de la surveillance clinique du sein opéré. Surtout bien sûr en cas de traitement conservateur, mais également après mastectomie : comme nous le verrons, des rechutes locales après ablation du sein sont rares mais possibles. La surveillance doit également s'exercer sur l'autre sein, le risque de cancer à ce niveau étant plus élevé que dans la population générale. Des mammographies régulières doivent être effectuées, ainsi que des échographies. Il est courant de réaliser une mammographie « de référence », dès la fin du traitement, document qui pourra être comparé aux mammographies futures en tenant compte des modifications morphologiques dues au traitement locorégional. Au moindre doute, des examens type IRM, voire des biopsies, seront demandés.

• Sur le plan général, la surveillance est aussi avant tout clinique, à la recherche de symptômes pouvant orienter vers la survenue de métastases : douleurs osseuses, difficultés respiratoires, douleurs abdominales. La difficulté est de savoir faire la part des choses entre une symptomatologie banale (qui n'a pas, un matin, eu mal au dos en se levant ?...) et un signe anormal, inquiétant. Le recours aux examens complémentaires systématiques doit rester simple, non invasif, et orienté vers la surveillance d'organes dont l'atteinte peut être peu parlante cliniquement : échographie du foie, radio des poumons. C'est tout. En cas de doute ou d'anomalie, et seulement dans ces cas, des examens plus approfondis (scanner, IRM, TEP-scan[1]...) pourront être demandés. En cas de douleurs osseuses inexpliquées, on demande d'emblée une scintigraphie ou un TEP-scan car l'apparition d'anomalies peut précéder de plusieurs mois une image visible à la radio conventionnelle. En cas d'anomalie, ces examens seront complétés par une IRM, surtout en cas de douleurs dorsales.

• Les indications du dosage du CA 15.3 font l'objet d'une controverse. Les directives officielles disent que le dosage du CA 15.3 n'est pas recommandé en surveillance de routine.

---

1. Il a longtemps été assez laborieux d'obtenir un rendez-vous de TEP-scan en dehors de certains centres. La multiplication des équipements permet maintenant de raccourcir les délais.

Cela est dû au fait, corroboré par d'abondantes statistiques et études scientifiques, que la découverte d'une élévation isolée du CA 15.3 *sans autre signe d'appel* ne débouche sur aucune conséquence pratique et donc n'est pas susceptible d'influer sur le pronostic. Il est pourtant fréquent que le dosage, pour une raison ou pour une autre, soit quand même effectué en surveillance : si le cancérologue ne le prescrit pas, cela est fait par le généraliste ou le gynécologue, sous la pression parfois intense de la patiente et de son entourage[2]. Cette « entorse » aux principes peut sans doute être effectuée de temps en temps, mais ne doit pas être systématique en l'absence d'un risque majeur de rechute. Il est vrai que cela permet, et ce n'est pas négligeable, d'annoncer une bonne nouvelle quand le résultat est rassurant (ou du moins de ne pas en annoncer une mauvaise, car un résultat normal ne signifie pas l'absence de rechute...). Dans le cas contraire, *après confirmation de l'anomalie biologique*, cela permettrait d'intensifier la recherche d'une métastase, souvent avec efficacité. Le TEP-scan, par exemple, pourrait avoir une indication de choix pour cette recherche en cas d'élévation isolée, *confirmée*, du CA 15.3, si les autres examens d'imagerie ne montrent rien. Le problème enfin reste entier dans les cas, assez rares, où cette élévation du CA 15.3 ne correspond à aucune anomalie décelable. La conduite à tenir alors n'est pas claire et les avis sont partagés : les tenants de l'abstentionnisme, très majoritaires, réservent, malgré le contexte psychologique qu'on imagine, le traitement pour le jour de l'apparition objective de la métastase. Les autres traitent « à l'aveugle », espérant ainsi donner davantage de chances, mais sans pouvoir juger objectivement (sauf par la baisse du CA 15.3 !) de l'efficacité de leur action. Il s'agit

2. Beaucoup de patientes protestent énergiquement si on ne leur prescrit pas régulièrement ce dosage auquel elles estiment avoir droit. Il n'est pas toujours facile de défendre une position ferme à ce sujet.

d'une attitude peut-être audacieuse mais qui n'est recommandée par personne : lancer un traitement lourd sans preuve *objective* de sa nécessité est très contestable, surtout si le traitement doit engendrer des effets secondaires…

> Comme on le voit, ce débat est complexe et il est loin d'être tranché. Mais s'il a une chance de l'être ce sera par l'information : en essayant d'expliquer aux patientes qu'on tente de ne pas multiplier les examens inutiles, tout en n'hésitant pas à les prescrire quand même si l'existence d'un risque *sévère* le commande. En bref, un mélange de bon sens et d'humanité, c'est-à-dire de la médecine, avec juste ce qu'il faut d'économie…

• Enfin, il faut inclure dans le cadre de cette surveillance de routine la surveillance du traitement et de ses éventuels effets secondaires : une patiente sous tamoxifène devra avoir régulièrement un examen gynécologique, des frottis, une échographie pelvienne (utérus et ovaires), des dosages hormonaux. Une femme sous antiaromatase devra avoir un suivi gynécologique régulier, et un examen d'ostéodensitométrie tous les deux ans. Des prises de sang (numération globulaire), un suivi cardiologique sont souvent régulièrement proposés après chimiothérapie adjuvante.

➤ *À quelle fréquence ?*

Il existe un schéma classique de surveillance, recommandé, pouvant théoriquement s'appliquer à la majorité des cas :

- pendant les cinq premières années : consultation de surveillance deux fois par an avec mammographie une fois par an ;

– après cinq ans : consultation et mammographie annuelles.

Dans la pratique, les choses sont parfois fort différentes :

– autant la surveillance d'une septuagénaire traitée pour un petit cancer T1 N– SBR1 RH+[3] pourra se satisfaire d'un schéma de ce type (voire allégé, et pour laquelle les dosages répétés du CA 15.3 n'auront que peu ou pas d'intérêt) ;
– autant celle d'une jeune femme de 35 ans, soignée pour un cancer SBR3 RH– N+ HER2+++ sera beaucoup plus étroite et rapprochée.

Comme vous l'aurez compris, ces deux femmes n'ont pas la même maladie. Le risque de rechute et l'enjeu de la surveillance sont drastiquement différents. Les consultations plus fréquentes, les examens plus nombreux, les dosages répétés des marqueurs sont ici licites et ne peuvent entrer dans le cadre étroit d'un schéma préétabli.

Les rechutes

Nous l'avons déjà dit à plusieurs reprises : 60 % des cancers du sein tous stades confondus, et même 80 % des formes « précoces », sont guéris par le traitement initial. Mais les autres, plusieurs milliers de femmes par an, vont voir un jour leur maladie réapparaître, sous forme d'une rechute[4] locale ou de métastase à distance. Le rôle de la surveillance est de détecter la rechute pour lui opposer un nouveau traitement dont l'efficacité sera, à nouveau, théoriquement meilleure s'il

3. C'est à dessein que nous employons cette formulation « technocratique ». Les notions fondamentales que sont les facteurs de pronostic et leurs abréviations sont maintenant supposées connues.

4. Nous employons ici indifféremment le mot rechute et le mot récidive, qui sont strictement synonymes.

est appliqué précocement. Le risque de survenue des récidives décroît avec le temps, la majorité survenant dans les cinq ans. Mais il n'est pas exceptionnel que des métastases apparaissent *très* longtemps après la maladie initiale, quinze ou vingt ans plus tard. Nous verrons que ce mot, qui fait peur, correspond en fait à des situations très diverses au pronostic éminemment variable.

L'intervalle libre qui sépare le traitement initial de la rechute est un important facteur pronostique, un intervalle court étant considéré comme un élément de gravité, pour autant que le traitement initial ait été correctement conduit.

➤ *Les rechutes locales et régionales*

Il était classique de dire qu'une rechute locale après traitement conservateur n'était pas un événement grave et qu'elle ne modifiait pas le pronostic général de la maladie initiale. Cette vision des choses doit être largement nuancée. Une rechute locale après mastectomie, classiquement plus sévère qu'après traitement conservateur, doit également être analysée de façon fine. Quoi qu'il en soit, une rechute locale est toujours un événement majeur.

Les rechutes après traitement conservateur

Le risque d'une rechute locale après traitement conservateur dépend de multiples facteurs. Les règles établissant les exigences de qualité du traitement locorégional initial sont strictes : marges suffisantes, radiothérapie obligatoire, avec surimpression en cas de facteur de risque.

L'intervalle libre entre le traitement et la récidive est un paramètre important. Un intervalle très court (quelques mois) est en général consécutif à un traitement initial insuffisant ou inadapté. À l'opposé, une récidive à plus de cinq ans est généralement considérée comme l'apparition d'un nouveau cancer. De même l'apparition d'une récidive de localisation éloignée du site tumoral initial doit-elle souvent être considérée aussi comme le développement d'un autre cancer.

Le diagnostic de récidive locale est parfois difficile, car la chirurgie et la radiothérapie ont modifié la forme et la consistance du sein.

L'examen clinique est bien sûr essentiel. La mammographie et son complément, l'échographie, permettent le diagnostic dans la majorité des cas, mais peuvent être « piégés » par certains aspects cicatriciels qui peuvent parfois faire porter par excès le diagnostic de récidive (cytostéatonécrose). Au *moindre* doute, l'examen clé est ici l'IRM. Elle permet le plus souvent d'affirmer la récidive devant une image qui prendra le contraste au gadolinium de façon *intense* et *précoce*. À l'opposé, l'absence de ce signe permet pratiquement d'éliminer la récidive locale.

Le diagnostic de certitude repose en général sur la réalisation de biopsies guidées.

Un bilan d'extension métastatique est alors systématique : la découverte de métastase(s) contemporaine(s) d'une récidive locale n'est pas exceptionnelle. Elles doivent en tout cas être recherchées.

Le traitement local, dans la très grande majorité des cas, sera une mastectomie. La possibilité de reconstruction immédiate est licite, mais elle n'est pas systématique. Elle est licite car la patiente ayant déjà reçu la dose maximale de radiothérapie ne pourra plus être irradiée en postopératoire. Elle n'est pas systématique, car l'indication d'un traitement adjuvant postopératoire est très large : beaucoup d'équipes hésitent à prendre alors le risque de retarder la mise en œuvre d'une chimiothérapie adjuvante à cause d'une toujours possible complication chirurgicale.

Il est parfois possible (c'est rare) de ne pas faire de mastectomie et de retenter un traitement conservateur. Cette attitude n'est absolument pas consensuelle et la décision doit en être prise en réunion multidisciplinaire. Cela est possible par exemple si, pour une raison ou pour une autre, il n'y a pas eu de radiothérapie lors du traitement initial. Également si le traitement chirurgical initial a été manifestement incomplet. Mais, répétons-le, il s'agit de décisions d'exception et le traitement sera en règle générale une mastectomie.

Les rechutes après ablation du sein

Cela peut paraître paradoxal et ça l'est effectivement : comment est-il possible de récidiver si l'on a « tout retiré » ? Dans un certain nombre de cas, le problème est justement là. Certaines interventions intitulées mastectomies sont en fait incomplètes, laissant en place une quantité variable de glande mammaire. La mastectomie n'est pas une intervention techniquement très difficile, mais elle demande une certaine minutie et une certaine habitude, un « coup d'œil », pour ne pas laisser en place du tissu glandulaire parfois facilement confondu avec de la graisse sous-cutanée. Cela peut arriver. Les conséquences sont alors prévisibles : on se retrouve dans la situation d'un traitement conservateur, mais qui, pour peu qu'il n'y ait pas d'envahissement ganglionnaire, n'aura pas eu de radiothérapie. Le risque de récidive augmente alors de 30 %…

Dans la majorité des cas de récidive locale, cependant, la mastectomie a été correctement effectuée. La rechute se présente de façon variable : il peut s'agir d'une tumeur développée au sein de la paroi thoracique ou de la peau. Le diagnostic par biopsie est simple à effectuer.

Une situation particulière est représentée par ce qu'on nomme les *nodules de perméation*. Il s'agit de petites formations de quelques millimètres, de couleur rouge ou violacée, dures, qui apparaissent sur la peau à proximité ou à courte distance de la cicatrice. Ces formations correspondent en fait à des métastases cutanées. Elles peuvent, si elles sont en nombre et en situation limités, faire l'objet d'une ablation, mais leur traitement fait essentiellement appel à un traitement médical.

La conduite à tenir devant une rechute locale après mastectomie n'est pas codifiée et tout est affaire de cas particuliers. Il y a pratiquement toujours un traitement systémique (chimio- ou hormonothérapie) soit exclusif, soit précédant ou suivant un geste chirurgical. Une radiothérapie peut être indiquée si elle n'avait pas été réalisée auparavant.

Les rechutes après reconstruction du sein

La reconstruction n'aggrave pas le risque de survenue d'une récidive locale, mais elle n'en met pas à l'abri.

Le diagnostic est rarement posé par l'examen clinique car en général la prothèse ou le lambeau qui sont interposés en avant de la paroi thoracique empêchent qu'une tumeur soit palpable. Il peut toutefois arriver qu'une récidive cutanée soit découverte, dans les mêmes conditions qu'après une mastectomie sans reconstruction.

C'est donc ici l'imagerie qui fait le plus souvent le diagnostic : la surveillance d'une reconstruction obéit à un protocole un peu particulier où échographie, mammographie numérique et souvent IRM sont régulièrement prescrites.

Les principes thérapeutiques sont les mêmes que pour une récidive postmastectomie. La grande différence concerne ce qu'il convient de faire au niveau plastique : la solution de facilité consiste à « tout enlever » pour entreprendre un traitement local efficace. Ce n'est pas toujours utile, de loin, sauf dans certains cas où une irradiation est nécessaire (et encore) ou si la taille importante de la récidive oblige à des sacrifices tissulaires majeurs. Mais dans nombre de cas on peut raisonnablement discuter la conservation de la reconstruction.

Les rechutes au niveau des ganglions axillaires

Elles ne sont pas fréquentes. Leur risque principal de survenue est l'existence d'un envahissement des ganglions de l'aisselle avec un curage insuffisant. On considère qu'un curage, lorsqu'il est indiqué, doit enlever un nombre suffisant de ganglions, de l'ordre d'une dizaine. Ce chiffre est bien sûr variable, c'est une simple question de bon sens. Retirer sept ganglions s'ils sont tous indemnes ou si un seul d'entre eux est envahi est un geste tout à fait suffisant. En revanche, si les sept ganglions retirés sont tous massivement envahis, il est évident que le curage est incomplet et que des ganglions malades ont été laissés en place.

Devant une telle situation, on peut discuter de l'opportunité de la reprise chirurgicale du curage. Bien que cela soit théoriquement souhaitable, on sait que ces gestes répétés entraînent souvent une importante « morbidité » (infections, écoulements, œdèmes). Pour cette raison, on considère souvent comme préférable soit de ne pas pratiquer ce geste, soit de le reporter après la chimiothérapie adjuvante, pour ne pas retarder celle-ci qui est très prioritaire dans ce contexte. Enfin, ces curages incomplets et envahis sont pour certaines équipes une indication de réaliser une irradiation du creux axillaire, dans le but de réduire le risque de rechute sans recourir à une nouvelle intervention. Nous avons vu que cela n'allait pas sans un certain risque de séquelles.

Une rechute axillaire se présente sous forme d'une tuméfaction palpable, parfois volumineuse, de l'aisselle. Elle est décelée par l'examen clinique de surveillance ou la patiente elle-même. Les examens d'imagerie n'ont pas une grande utilité. Le diagnostic est en général affirmé par une cytoponction qui conserve là une de ses meilleures indications.

L'attitude thérapeutique devant une rechute axillaire ne peut être codifiée. Elle devra comporter un temps chirurgical et un traitement adjuvant. Ses modalités et son calendrier seront largement fonction des cas particuliers, et bien sûr de l'existence ou non d'un état métastatique concomitant.

➤ *Métastases*

Le mot métastase n'est plus, grâce à l'amélioration des traitements, systématiquement synonyme de désastre à court terme comme autrefois. Il correspond désormais à un tournant : la maladie devient *chronique*, nécessitant un traitement au long cours, comme un diabète ou une maladie de cœur. On n'en guérit pas, mais on peut parfois vivre très longtemps avec.

Les présentations cliniques, le délai d'apparition, le site et le nombre des métastases constituent des tableaux très divers dont les conséquences thérapeutiques seront donc différentes. Le recours à la chimiothérapie n'est pas toujours nécessaire.

Une avancée majeure, que l'on peut qualifier de révolution, a été la prise en compte, désormais systématique, de HER2. Le traitement par Herceptin®, dont l'efficacité est établie, est maintenant très largement prescrit chez les patientes qui surexpriment HER2.

Définition et biologie

Les métastases sont des « clones » cellulaires de la tumeur primitive, des cellules qui essaiment dans l'organisme à partir de celle-ci. Il peut arriver qu'elles en perdent certaines caractéristiques : une tumeur qui surexprime HER2 gardera cette spécificité au niveau de ses métastases, mais il arrive parfois qu'une tumeur avec récepteurs hormonaux positifs produise des métastases récepteurs négatifs. Cela peut conduire dans certains cas à la nécessité de réaliser des biopsies au niveau du site des métastases afin d'optimiser le traitement.

Les localisations des métastases

On distingue, car leur évolution et leur présentation sont très différentes, les métastases non viscérales (os, peau, ganglions...) des métastases viscérales (foie, poumon, cerveau...).

• Les os sont un site métastatique fréquent. Les lésions siègent surtout au niveau du bassin, des membres ou de la colonne vertébrale. L'examen clé du diagnostic est la scintigraphie osseuse, de plus en plus remplacée par le TEP-scan. La douleur est le signe révélateur le plus fréquent. Le risque est celui de l'apparition de fractures à la suite de traumatismes minimes (fractures pathologiques). En cas de localisation vertébrale, il existe un risque de complication neurologique par compression de la moelle épinière. La radiothérapie est efficace dans le traitement des localisations osseuses. La chirurgie est surtout employée comme traitement (éventuellement préventif) des fractures, ou en prévention des compressions médullaires. Nous verrons que les métastases osseuses sont souvent sensibles à l'hormonothérapie, parfois de façon spectaculaire et prolongée.

• Les métastases cutanées, rares, sont de diagnostic simple, par biopsie. Il peut s'agir de *nodules de perméation*, que nous avons vus avec les récidives locales, ou de tuméfactions sous-cutanées qui peuvent siéger parfois très à distance du sein (membres, cuir chevelu...).

• Les métastases ganglionnaires font l'objet d'une distinction assez subtile. Une atteinte initiale des ganglions axillaires n'est pas considérée comme une métastase au sens strict, malgré la dénomination de métastase ganglionnaire, souvent employée en cas de curage positif, et qui introduit donc une confusion[5].

5. Le lecteur aura noté que cette appellation a été soigneusement évitée tout au long de ce livre dans le but précisément d'éviter la confusion. On lui préférera la dénomination N+ ou ganglions positifs.

N'est considérée comme métastatique au sens strict et donc classée M1 que l'atteinte de ganglions distants (cou, thorax...). Il arrive que l'on observe des métastases axillaires *de l'autre côté* sans que l'autre sein soit malade (métastase *croisée*). Le diagnostic de métastase ganglionnaire est effectué par cytoponction ou par biopsie ganglionnaire.

• Le foie est fréquemment atteint. Les signes peuvent être très discrets (douleurs abdominales vagues), voire absents, rarement intenses (jaunisse) à un stade précoce. Le diagnostic, parfois simplement soupçonné sur l'apparition d'une anomalie biologique, repose sur l'échographie puis sur le scanner et l'IRM, qui mettent en évidence un ou plusieurs nodules. En cas de doute diagnostique, il est possible de réaliser des biopsies guidées.

• Les poumons et la plèvre sont également des sites fréquemment observés. La découverte de métastases pulmonaires sous forme d'opacités nodulaires uniques ou multiples (image en « lâcher de ballons ») ou d'une pleurésie peut être fortuite, par radiographie systématique, ou parfois à la suite de l'apparition de signes respiratoires ou de douleurs thoraciques. Le diagnostic est confirmé par le scanner et éventuellement une biopsie.

• Les métastases cérébrales sont plus rares. Elles ne s'accompagnent pas toujours initialement de signes neurologiques évocateurs. Ceux-ci peuvent être très variables dans leur expression, fonction de la localisation de la lésion. Il peut s'agir de douleurs, de troubles du comportement d'apparition récente ou de déficits variés (visuel, moteur, sensitif...). Le risque évolutif majeur est l'apparition d'une *hypertension intracrânienne* nécessitant une thérapeutique urgente. Le diagnostic repose sur le scanner et l'IRM, qui apportent une quasi-certitude avec des images caractéristiques. Les métastases cérébrales sont sensibles à la radiothérapie.

• La moelle osseuse peut être le siège de métastases. Quand leur nombre est élevé, elles peuvent retentir sur la production des globules (anémie). Le diagnostic est fait par ponction (sternale) ou biopsie ostéomédullaire au niveau du bassin (crête iliaque).

• Les métastases ovariennes ne sont pas exceptionnelles. Elles se manifestent sous forme de tumeurs, souvent bilatérales, dont le diagnostic peut être difficile à différencier de celui de cancer de l'ovaire, du reste parfois associé.

Principes du traitement

La stratégie thérapeutique va varier en fonction de cinq facteurs fondamentaux :

- l'hormonosensibilité ;
- l'existence ou non d'une surexpression de HER2 ;
- un éventuel traitement adjuvant antérieur ;
- les sites et le nombre des métastases ;
- l'âge et l'état général de la patiente.

Le mode d'apparition, le délai, la localisation font partie d'une série de paramètres qui rendent le tableau très variable. Le traitement sera donc également différent.

Schématiquement, il existe deux grands tableaux types que tout va opposer : l'un qui relèvera plutôt d'un traitement par hormonothérapie, l'autre plutôt par chimiothérapie.

Caractéristiques	Hormonosensible si...	Chimiosensible si...
Délai d'apparition	Long	Court
Âge	Plutôt âgée	Plutôt jeune
Nombre de métastases	Faible	Multiple
Sites des métastases	Osseuses, cutanées	Viscérales
Récepteurs hormonaux	Positifs	Négatifs

Bien sûr, le tableau n'est pas toujours aussi caractéristique et chaque cas particulier présentera le plus souvent une partie seulement de ces éléments.

L'HORMONOTHÉRAPIE

L'hormonosensibilité va conduire à proposer une hormonothérapie surtout en présence de métastases osseuses, et d'autant plus que les éléments de la première colonne du tableau ci-dessus seront nombreux.

L'hormonothérapie sera variable dans ses modalités. Le délai observé entre un éventuel traitement hormonal adjuvant et l'apparition de l'état métastatique sera pris en compte pour éventuellement changer de traitement. Les drogues utilisées sont les mêmes qu'en situation adjuvante, mais on a souvent recours chez les patientes ménopausées à une hormonothérapie substitutive par le fulvestrant (Faslodex®), surtout si les autres médicaments antihormonaux ont déjà été prescrits en adjuvant.

LA CHIMIOTHÉRAPIE

La chimiothérapie utilise des protocoles qui peuvent différer sensiblement de ceux de la chimiothérapie adjuvante.

Avant tout ils vont dépendre de ce qui a été prescrit lors d'un éventuel traitement adjuvant : par exemple une patiente qui aura reçu six FEC 100 ne recevra en principe plus d'anthracyclines (Farmorubicine®, Adriblastine®).

Le recours aux taxanes (Taxol®, Taxotère®) est pratiquement systématique dès le début du traitement (*première ligne métastatique*).

Les associations de drogues sont plus efficaces que celles prescrites isolément (monothérapie). Cependant, afin d'éviter les toxicités trop importantes, on peut recourir à une administration *séquentielle* plutôt que concomitante des différents produits.

LES TRAITEMENTS CIBLÉS

L'hyperexpression HER2 est devenue maintenant un élément majeur de décision thérapeutique. Sa présence permet la prescription d'Herceptin® en association avec une chimiothérapie, devenue pratiquement systématique dès le traitement de première ligne métastatique. L'efficacité de cette approche est établie tant sur la qualité et la durée de la réponse que sur le bénéfice en durée de vie.

L'association la plus fréquemment prescrite avec l'Herceptin® comporte un taxane, mais des associations avec d'autres drogues comme la gemcitabine ou la vinorelbine sont actuellement à l'étude.

LA DURÉE DU TRAITEMENT

La durée des traitements est variable. Une chimiothérapie « classique » de première ligne est généralement poursuivie six mois après l'obtention d'une réponse. Un traitement par Herceptin® est en général poursuivi sans limitation de durée, tant que sa tolérance est acceptable.

LA SURVEILLANCE

La surveillance du traitement et de son efficacité comporte la réalisation d'examens d'imagerie destinés à mesurer objectivement la réponse au traitement (scanner, IRM...). Le dosage du CA 15.3 prend ici toute son importance, la diminution du taux signifiant le plus souvent l'efficacité du traitement, et sa remontée pouvant signaler une nouvelle progression de la maladie. À noter toutefois une possible remontée « paradoxale » du CA 15.3 en début de traitement, due à la destruction de cellules cancéreuses et à la libération du marqueur dans le sang.

Une nouvelle progression de la maladie va impliquer la mise en route d'une nouvelle ligne de traitement, dont les modalités seront souvent différentes en raison de la possible résistance des cellules aux thérapeutiques précédentes.

LE TRAITEMENT LOCAL

Le traitement local des métastases est affaire de cas particuliers. La **radiothérapie** est souvent efficace. Elle peut être indiquée en cas d'atteinte osseuse pour lutter contre la douleur ou encore pour prévenir une complication. Elle est efficace également sur les localisations cérébrales. La **chirurgie** est utile dans le cadre des complications osseuses comme les fractures ou pour retirer des métastases cutanées. Elle peut, dans certains cas très particuliers, être proposée en présence de métastases hépatiques ou pulmonaires uniques et stables quand la maladie est bien contrôlée par ailleurs.

LA QUALITÉ DE VIE

La qualité de vie est un paramètre qui est systématiquement pris en compte. La lutte contre la douleur est au tout premier plan, qu'il s'agisse de la prescription d'antalgiques adaptés ou de la réalisation d'une radiothérapie sur une localisation osseuse douloureuse. Les décisions thérapeutiques doivent être prises en fonction du stade de la maladie, du rapport estimé entre bénéfice clinique et effets secondaires du traitement et bien sûr des souhaits de la patiente. Les traitements anticancéreux, même potentiellement toxiques, permettent un contrôle des symptômes liés à la maladie et améliorent sensiblement la qualité de vie. Enfin, les effets secondaires des produits de chimiothérapie sont de mieux en mieux contrôlés.

L'ÉVOLUTION

Le pronostic est éminemment variable en fonction des localisations, de l'âge et des réponses aux traitements. Des localisations osseuses permettent souvent des survies prolongées, parfois supérieures à dix ans. À l'opposé, les localisations cérébrales confèrent une espérance de survie de quelques mois.

Actuellement, les possibilités thérapeutiques sont réellement très larges et permettent dans de nombreux cas des rémissions prolongées pendant des années, longtemps compatibles avec une vie quasi normale. Cette vie cependant est rythmée par des périodes où alternent traitement d'attaque et traitement d'entretien, des phases de rémission, suivies un jour d'une nouvelle progression de la maladie, qu'il faudra à nouveau traiter.

L'apparition répétée de poussées de la maladie, en alternance avec des périodes de réponse de durée décroissante, est le signe que le cancer devient progressivement résistant au traitement. Il vient un jour où la décision doit être prise de renoncer à un traitement agressif sans pour autant renoncer à soigner. Cette décision, faut-il le dire, est difficile. Le souhait personnel de la patiente est primordial, entre celles qui veulent se battre « jusqu'au bout » et celles qui souhaitent bénéficier de la meilleure qualité de vie possible durant les mois qui viennent.

Ce qui est important, c'est que, en tenant compte de ce que la patiente est prête à entendre, le médecin fasse alors comprendre que la maladie arrive à un ultime tournant. Que le moment est peut-être venu, tant qu'on en est mentalement et physiquement capable, de mettre en ordre un certain nombre de choses importantes. L'aspect financier et matériel peut nécessiter des mises au point. Et surtout (r)établir le dialogue avec les proches, qui ont aussi besoin de se préparer à ce qui va se passer. La société actuelle a érigé un tel tabou autour de la mort que le sujet est très difficile à évoquer, même face à l'évidence. Mais nombreux sont ceux et celles qui pensent que ce tabou est excessif. Parmi ceux-ci nombreux encore sont ceux et celles qui auraient aimé en parler et regrettent toute leur vie de n'avoir pu faire des adieux à leur femme ou à leur mère dans des conditions qui ne soient pas imposées par l'urgence. Le cadeau que peuvent représenter pour des proches le dialogue des dernières semaines, les souvenirs, les lettres… est inestimable.

Dans leur grande majorité, les femmes atteintes de cancer du sein ne seront pas pour autant confrontées à cette situation. La précocité du diagnostic, l'efficacité croissante des traitements adjuvants permettent des rémissions complètes et souvent définitives. La surveillance, même si elle représente un stress répété et prolongé, n'en est pas moins indispensable.

CHAPITRE 6

La reconstruction du sein

La reconstruction mammaire apporte beaucoup aux patientes, mais elle n'est pas une obligation, c'est un choix personnel. On n'entreprend pas cette démarche sans une motivation claire, pour faire plaisir à son conjoint ou pour céder à une tendance de mode. Même si ce type de décision est souvent une affaire de couple, elle ne saurait être prise à contrecœur par la principale intéressée.

Parlons-en dès le début…

Renoncer à toute reconstruction est une attitude tout à fait légitime qui présente en outre l'avantage d'être réversible, puisque la décision contraire peut toujours être prise.

Dans l'attente d'une reconstruction différée, ou, parfois, à titre définitif, vous pouvez souhaiter acquérir une prothèse externe qui vous permette de porter les vêtements de votre choix et même un maillot de bain sans que votre poitrine paraisse asymétrique. Il existe un choix assez important de marques et de modèles qui offre une solution satisfaisante. La prescription médicale ne peut en général pas préciser la taille et la forme, et ce n'est d'ailleurs pas souhaitable car le choix personnel de chacune est important. Il s'agit d'un achat à ne pas déléguer.

Toutefois, des patientes de plus en plus nombreuses souhaitent désormais une reconstruction mammaire, et désirent avant tout des renseignements à ce sujet. L'échange d'informations est donc un temps essentiel. Cependant, comme on peut l'imaginer, le climat de la prise de décision va être tout à fait différent en matière de reconstruction immédiate (RI) ou de reconstruction différée (RD).

S'agissant de RD, rien ne presse. La candidate a eu tout le temps de réfléchir et de se préparer pendant les semaines et les mois nécessaires aux différents traitements. Elle peut à loisir se documenter, choisir son chirurgien, voire donner un avis personnel sur le type de procédure envisagé, pour peu qu'un choix soit possible. Elle peut différer sa décision autant qu'elle le souhaite. Le travail d'information du chirurgien est ici relativement simple.

Le climat de la RI est en revanche bien différent. En effet, un des écueils de la RI est qu'il s'agit en règle générale d'une décision contemporaine de l'annonce du diagnostic de cancer : il est difficile, dans le contexte de cette annonce, de capter l'attention de la patiente sur des points techniques tant son esprit est souvent monopolisé par la maladie et ses conséquences. Il n'est pas rare que les informations délivrées soient ainsi mal assimilées par une patiente qui n'entend plus rien qu'une angoisse assourdissante. C'est là que se situe pour partie l'origine d'un certain nombre de difficultés postopératoires, basées au sens propre du terme sur un *mal-entendu*. « Vous ne m'aviez pas dit que... » « Je n'avais pas compris que... » sont des plaintes que peut recevoir un chirurgien qui en toute bonne foi avait pensé délivrer une information solide et complète sur le geste projeté. Il est pourtant essentiel que des notions importantes soient soulignées, indépendamment même des aspects techniques, et que l'équipe soignante s'assure que ces notions soient bien comprises. En particulier, il est indispensable de *dire* à cette femme qui entrera au bloc opératoire avec deux vrais seins et qui en ressortira avec un vrai et un faux, que, quelle que soit l'habileté de son chirurgien, ce sein reconstruit sera une sorte de leurre qui n'aura pas exactement la consistance et pas du tout la sensibilité de l'ancien. Elle devra savoir qu'elle aura besoin de plusieurs opérations, souvent deux, parfois trois, et qu'en général on ne reconstruit pas l'aréole au cours du premier temps (cette information, curieusement, est une des plus souvent « oubliées »). Si tout cela est dit et entendu, on se met déjà grandement à l'abri d'un certain nombre de désillusions.

La reconstruction du sein fait maintenant partie intégrante du programme de traitement du cancer. Il ne s'agit pas de chirurgie esthétique, mais de chirurgie réparatrice. À ce titre, même si l'aspect esthétique est bien entendu présent, il s'agit d'une procédure inscrite à la nomenclature de la Sécurité sociale, et elle bénéficie de ce fait d'une prise en charge par les caisses d'assurance-maladie et les mutuelles complémentaires.

Les aspects techniques

Le but recherché par la reconstruction du sein est triple : recréer un *volume*, restaurer une *symétrie*, refaire l'*aréole* et le *mamelon*. Les différentes techniques qui seront décrites ici ont fait l'objet d'une longue évolution et de divers raffinements. Elles sont maintenant tout à fait validées et reconnues comme efficaces. C'est volontairement et dans un but de clarté que nous nous en tiendrons à l'essentiel sans insister sur les techniques qui en sont encore à un stade d'évaluation, ni sur celles qui sont pratiquement ou totalement abandonnées.

Parallèlement à ces considérations techniques, ne perdons pas de vue que la reconstruction du sein va être un élément important de la qualité de vie. Il faut que le résultat soit au niveau de ce qu'on en attend et qu'une déception ne vienne pas alourdir une situation psychique et affective déjà bien malmenée par la maladie. La dissipation des malentendus, nous l'avons vu, est essentielle. Mais, en contrepartie, « tant qu'à faire », il faut que cela soit beau. Certains chirurgiens professent qu'une reconstruction doit impérativement aboutir à un résultat esthétique supérieur à ce qu'il y avait avant. Sans aller systématiquement jusque-là, car à l'impossible nul n'est tenu, il faut tenter de s'en approcher, et, pourquoi pas, améliorer. Attention aux démons culpabilisateurs dont nous parlions dans l'introduction de ce livre : la reconstruction n'est pas un péché et la recherche d'une image corporelle satisfaisante n'est pas suivie de punition. Il est légitime de souhaiter une reconstruction, et que celle-ci soit de qualité, y compris au niveau de l'autre sein.

➤ *Le volume*

Il s'agit ici de remplacer le volume de glande qui a fait l'objet d'une ablation, ainsi bien sûr que la peau qui le recouvre. On peut recourir pour y parvenir soit à l'utilisation de prothèses, soit aux propres tissus de la patiente (reconstruction dite *autologue*).

Les prothèses (*figure 8*)

Les prothèses mammaires sont constituées d'une enveloppe en élastomère de silicone et d'un contenu variable. Ce contenu peut être soit du *sérum physiologique* (c'est-à-dire de l'eau salée stérile), soit du *gel de silicone.*

Les prothèses au sérum, ou prothèses salines, peuvent être soit préremplies par le fabricant, avec un volume fixe, soit *gonflables*, leur remplissage étant effectué durant l'intervention. L'étanchéité est assurée par une valve. Le volume de remplissage est celui conseillé par le fabricant mais il peut faire l'objet d'une petite variabilité qui permet le cas échéant d'affiner la symétrisation.

Une variante de ces prothèses gonflables est représentée par les procédés d'*expansion cutanée* ou *skin-expanders.* Il s'agit de prothèses gonflables, mais dont le remplissage peropératoire n'est que partiel et qui peut être poursuivi par injections successives de sérum dans une valve spéciale après l'intervention. Ils peuvent être employés sur le site même de la pose de prothèse ou à un autre endroit du corps, par exemple dans le dos, dans le but d'obtenir par dilatation progressive de l'*expander* une surface cutanée importante qui pourra être utilisée ultérieurement. De nombreuses équipes ont recours aux *expanders*, en particulier en reconstruction différée.

Les prothèses au gel de silicone sont toutes préremplies par le fabricant. La consistance du gel (ou *cohésivité*) est variable, mais la tendance actuelle est à la haute cohésivité, c'est-à-dire un gel très peu fluide qui, en cas de rupture accidentelle de l'implant, reste confiné à l'intérieur de celui-ci. Quoi qu'il en soit, il a maintenant été établi que le gel de silicone était dépourvu de toxicité pour l'organisme[1].

Quel que soit le contenu de la prothèse, nous avons vu que la paroi prothétique est en élastomère de silicone. Il s'agit d'un matériau solide, non toxique, non diffusible. La paroi

---

1. Ni le moratoire de 1995, que nous évoquions dans le premier chapitre, ni le récent scandale des prothèses PIP n'ont établi qu'il existait une toxicité liée à ces gels de silicone.

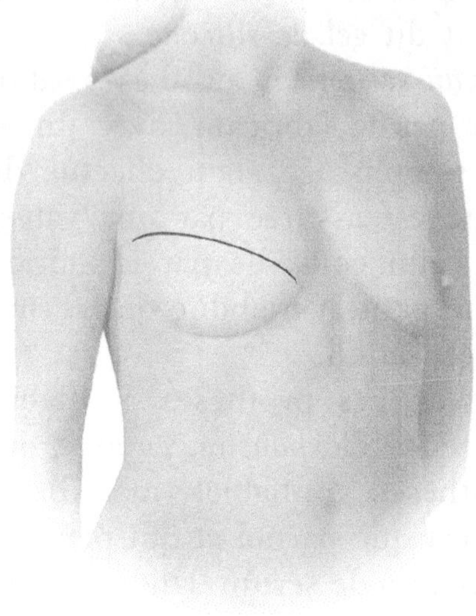

Figure 8. Reconstruction par prothèse.

peut être soit lisse, soit finement granuleuse (prothèses « texturées »). Cette texturation réduirait le risque de contracture périprothétique ou coque. Les prothèses à paroi lisse ne sont utilisables que dans le cadre de la chirurgie esthétique, car seules les prothèses à paroi texturée sont prises en charge par l'Assurance-maladie dans le cadre de la reconstruction du sein.

Il existe de nombreuses formes de prothèses, chaque fabricant ayant un « style » qui lui est propre. Les principales variables concernent les dimensions et la forme de l'implant.

En ce qui concerne les dimensions, les prothèses sont caractérisées par leur hauteur, leur largeur ou base d'implantation, leur épaisseur ou projection, et bien sûr leur volume. À volume égal, on pourra donc avoir des prothèses d'aspect différent, en fonction de l'aspect recherché. La forme générale de la prothèse est également un élément variable. Les prothèses *rondes*, d'aspect semi-sphérique, sont les plus anciennes et sont encore couramment utilisées. Les prothèses *anatomiques*, d'apparition plus récente, ont une forme qui se rapproche théoriquement plus du sein naturel, avec une projection plus accentuée à leur partie inférieure. L'utilisation d'un type plutôt qu'un autre est surtout affaire d'école ou d'habitude personnelle en sachant qu'il existe en la matière des modes et des tendances qui sont sujettes à variation.

Le choix de l'implant durant l'opération est un art difficile, le mot art étant employé à dessein : même si les mensurations préopératoires ont été effectuées avec rigueur, il est parfois délicat de prévoir avec exactitude les dimensions optimales de l'implant. Il existe même des formules mathématiques plus ou moins complexes permettant d'évaluer, à partir du poids du sein retiré, le volume idéal de l'implant qui le remplacera. Les chirurgiens et les services spécialisés disposent tous d'un nombre important de prothèses prêtées à l'avance par les fabricants, leur permettant le moment venu de choisir celle qui donnera le meilleur résultat.

Le coût de ces prothèses, non réutilisables, étant élevé (environ 300 à 400 euros pièce), le chirurgien n'a pas droit à l'erreur car une seule sera remboursée. Il peut dans certains cas s'aider d'une prothèse d'essai, ou *fantôme,* fournie gracieusement par le fabricant qui lui permet de vérifier avant la pose de la vraie prothèse la qualité de l'effet produit. Il faut noter que tous les fabricants ne fournissent pas de fantôme, et que ceux qui sont fournis ne correspondent pas, et de loin, à toutes les dimensions de la gamme. Il est clair que l'expérience personnelle du chirurgien est absolument déterminante dans le choix de l'implant et dans la qualité du résultat. Il faut sans doute voir là une des origines du nombre élevé de réinterventions pour changement de prothèse dans les dix-huit à vingt-quatre mois qui suivent la première pose.

La prothèse ne doit pas être placée directement sous la peau. Elle doit nécessairement en être séparée par un plan musculaire de recouvrement. Cela est dicté d'une part par des raisons esthétiques, une situation trop superficielle permettant l'identification visuelle et tactile de la prothèse, d'autre part et surtout pour des raisons techniques et de sécurité : une prothèse posée en situation sous-cutanée risquerait, au moindre problème de cicatrisation, d'être *exposée*, c'est-à-dire automatiquement infectée avec une probabilité quasi nulle de cicatrisation spontanée, ce qui implique souvent son ablation. Dans le cas présent de reconstruction simple par prothèse, le recouvrement se fait à l'aide du muscle grand pectoral et latéralement à l'aide du muscle grand dentelé[2].

Il n'est toutefois pas toujours possible, surtout en reconstruction immédiate, d'effectuer une couverture complète de l'implant, surtout à son pôle inférieur. L'essentiel est que la couverture musculaire soit présente en regard de la cicatrice cutanée, afin de minimiser le risque d'exposition de la prothèse.

Pour les cas où cette couverture musculaire risquerait d'être très insuffisante ont été développés des produits synthétiques ou semi-synthétiques dans le but de compléter cette couverture et d'isoler l'implant des plans cutanés. Ces produits, coûteux et non remboursés, n'ont pas encore prouvé leur intérêt et sont encore en phase d'évaluation.

---

2. La nomenclature anatomique internationale, sous l'influence anglo-saxonne, utilise de nos jours des appellations latines qui sont de plus en plus employées dans les comptes rendus opératoires. Ainsi on ne devrait plus dire grand pectoral mais *pectoralis major*, grand dentelé devient *serratus anterior*, grand dorsal *latissimus dorsi*, etc. Dans un souci de clarté, nous éviterons d'user de ces latinismes pédants et opaques aux yeux du grand public.

Un des temps essentiels de la reconstruction, peut-être le plus important, est de recréer le *sillon sous-mammaire*. Cette structure qui correspond au pli cutané qui limite le sein en bas est indispensable pour donner un aspect authentique au sein reconstruit. Un sein qui en serait dépourvu ne serait qu'une caricature de sein. À l'inverse, une reconstruction même imparfaite peut être rendue très acceptable si le sillon est de bonne qualité. On le reconstruit en fixant solidement la face profonde de la peau à la paroi du thorax. On profite en général de ce temps pour mobiliser quelques centimètres de peau du ventre en l'attirant vers le haut en réalisant un lambeau d'avancement abdominal : cet artifice permet d'augmenter la surface cutanée disponible pour le sein et, au maximum, si cet apport est suffisant, de donner peu ou prou l'illusion d'une chute du sein reconstruit, ce qui ajoute encore à son aspect naturel. Cette reconstruction du sillon est indispensable quelle que soit la technique utilisée, et pas seulement en cas de reconstruction par prothèse. Il est possible également de combiner le lambeau d'avancement abdominal aux techniques de reconstruction autologue.

Les reconstructions autologues

La reconstruction par prothèse simple n'est pas toujours réalisable. Si la qualité ou la quantité de peau disponible localement ne convient pas, en particulier après radiothérapie, une reconstruction par prothèse sera impossible ou risque de donner un résultat médiocre. Il est alors nécessaire d'apporter de la peau et des tissus sains à partir d'une autre région du corps où ceux-ci sont en excès relatif. Deux sites représentent la quasi-totalité de ces régions donneuses : le dos et le ventre. La technique utilisée est celle des *lambeaux musculo-cutanés*. Il est également possible, et cela représente une technique actuellement en plein développement, d'effectuer des transferts de tissu graisseux prélevé par liposuccion. Cette approche, souvent appelée *lipofilling* ou *lipomodelage*, ou encore *greffe adipocytaire*, peut être utilisée seule ou, le plus souvent, en complément des autres techniques.

LES LAMBEAUX MUSCULO-CUTANÉS (LMC)

Le principe des LMC est le suivant : hormis le cas particulier des greffes de peau qui n'ont pas d'application ici, la peau qui est un tissu vivant doit être irriguée par le sang, faute de quoi elle meurt (nécrose). La peau est en général vascularisée par de fins vaisseaux qui proviennent des muscles sous-jacents, que l'on nomme vaisseaux perforants. Les muscles eux-mêmes sont vascularisés par des vaisseaux de calibre plus important qui sont regroupés en *pédicules* dont la disposition anatomique est connue. On peut prélever tout ou partie de certains muscles en respectant leur pédicule nourricier, ce prélèvement étant fait en bloc avec la peau en regard, celle-ci conservant donc sa vascularisation grâce aux vaisseaux perforants. En choisissant judicieusement la localisation du muscle et de son pédicule, on peut faire subir à l'ensemble une rotation autour de l'axe du pédicule pour l'amener dans la région choisie. Dans certains cas, on est amené à sectionner les vaisseaux du pédicule et à les réimplanter sous microscope sur des vaisseaux de l'aisselle ou du thorax. On parle alors de *lambeau libre*.

Les deux muscles les plus couramment choisis pour réaliser un LMC sont le grand dorsal et le grand droit de l'abdomen.

La technique du lambeau de grand dorsal est de réalisation courante (*figure 9*). Techniquement plus facile que le lambeau de grand droit, il nécessite que la patiente soit installée pendant l'opération sur le côté opposé. La situation de la cicatrice dorsale est assez variable : horizontale, oblique, voire presque verticale à l'aplomb de l'aisselle. L'emplacement de la cicatrice dépend pour partie de l'endroit où le chirurgien envisage de placer le lambeau une fois prélevé, mais le choix de la patiente est également pris en compte. En règle générale, il convient de ne pas prélever le lambeau trop haut, ce qui gênerait la dissimulation de la cicatrice dorsale par le soutien-gorge.

Le prélèvement du muscle grand dorsal n'entraîne pas de conséquence notable au point de vue des mouvements. L'action de ce muscle est compensée par les autres muscles de la région de l'épaule et la majorité des patientes n'éprouvent aucune limitation des mouvements. Il n'y a que dans des cas très particuliers comme chez les nageuses de haut niveau ou les violonistes que ce prélèvement musculaire pourrait poser éventuellement problème, ce qui est loin d'être toujours le cas.

Le volume de tissu prélevé avec le grand dorsal est parfois relativement faible et la reconstruction doit être complétée par la pose d'une prothèse sous le lambeau. Toutefois, la tendance actuelle est de réaliser un prélèvement suffisamment important, en prélevant beaucoup de graisse sous-cutanée pour pouvoir se passer de prothèse. On parle alors de *grand dorsal autologue*, geste qui est très souvent complété par un transfert graisseux (lipomodelage). Les résultats de la reconstruction par grand dorsal combinée au lipomodelage sont souvent excellents. Les meilleurs résultats possibles sont alors obtenus en enfouissant totalement la palette musculo-cutanée : soit en reconstruction immédiate, en réalisant auparavant une mastectomie avec conservation cutanée, soit en reconstruction différée en combinant l'enfouissement du lambeau avec un lambeau d'avancement abdominal.

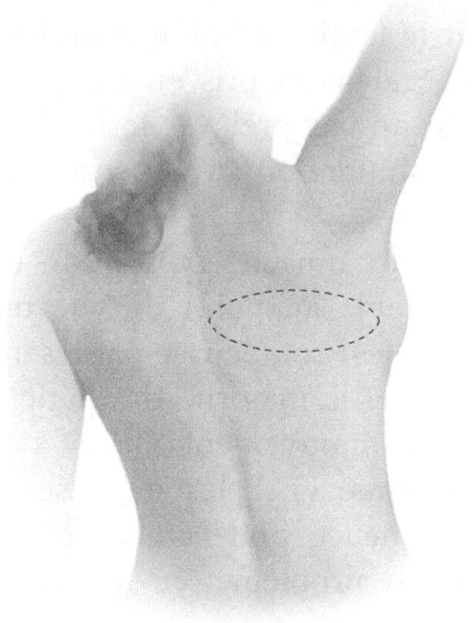

Figure 9. Zone de prélèvement d'un lambeau de grand dorsal.

La technique du lambeau de grand droit est un geste un peu plus complexe (*figure 10*). Le muscle prélevé est donc le grand droit de l'abdomen (la « tablette de chocolat » des athlètes ou de la statuaire antique). Ici le volume prélevé est en règle générale suffisant pour se passer de prothèse et le recours à un implant complémentaire est rare. On obtient avec cette technique un sein de consistance et de forme naturelles, mais au prix d'une intervention plus longue, plus lourde aussi. Le prélèvement cutané et graisseux effectué avec le muscle correspond *grosso modo* à celui qui est pratiqué lors d'une intervention esthétique sur le ventre (plastie abdominale), c'est-à-dire qu'il entraîne une longue cicatrice horizontale en bas du ventre et une petite cicatrice autour du nombril. Cette intervention, souvent appelée *TRAM*[3], est donc plutôt indiquée chez les patientes qui présentent un excédent cutané plus ou moins important sur le ventre, à la

3. *Transverse rectus abdominis musculocutaneous flap.*

suite par exemple de maternités. En général, le prélèvement d'un seul muscle grand droit est suffisant, mais on est parfois amené à prélever les deux (TRAM *bipédiculé*), notamment dans le but de minimiser le risque de complications dues à une mauvaise vascularisation du lambeau (nécrose), beaucoup plus fréquentes qu'après un grand dorsal. Le TRAM bipédiculé est un geste assez rarement réalisé, car plus long et plus complexe et présentant un risque non nul de séquelles musculaires gênantes au niveau abdominal, alors que le TRAM unipédiculé est en règle générale mieux toléré sur ce plan. Le TRAM donne en général des résultats de très bonne qualité, stables avec le temps.

Les inconvénients du TRAM, en particulier en termes de séquelles douloureuses et motrices, mais également en termes de fiabilité vasculaire, ont conduit à développer différentes techniques, plus complexes, faisant appel à la microchirurgie.

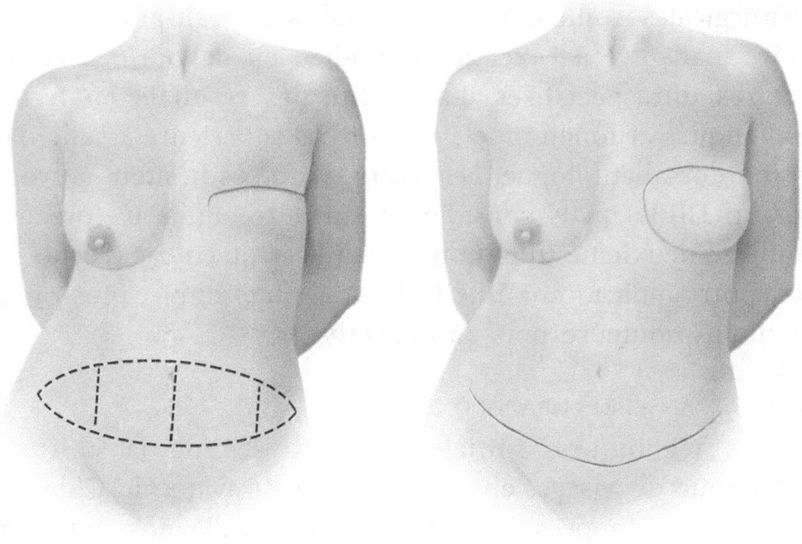

Figure 10. Prélèvement d'un lambeau de grand droit sur l'abdomen et lambeau en place.

La première de ces variantes, appelée *TRAM libre*, consiste à sectionner totalement le pédicule nourricier du TRAM pour le réimplanter sur des vaisseaux de l'aisselle ou du thorax. Cette approche a pour principal inconvénient théorique d'entraîner les mêmes séquelles musculaires qu'un TRAM classique, tout en y ajoutant les contraintes logistiques et techniques de la microchirurgie. C'est pourquoi a été plus récemment développée la technique du *DIEP*[4] qui préserve davantage le capital musculaire abdominal. Son principe est de prélever le principal pédicule nourricier de la palette cutanéo-graisseuse abdominale sans avoir à sacrifier le muscle, et à le réimplanter sous microscope. D'autres techniques de lambeaux libres ont également été proposées, mais ne sont qu'exceptionnellement pratiquées : grand fessier, muscle gracilis (face interne de la cuisse), etc.

La lourdeur logistique et technique des interventions microchirurgicales comme le DIEP rend leur réalisation difficile voire inadaptée à l'exercice quotidien en dehors de certains centres ultraspécialisés. La qualité des résultats en termes esthétiques et fonctionnels n'étant pas supérieure à celle d'un grand dorsal autologue, beaucoup d'équipes hésitent à proposer un DIEP, qu'ils considèrent surtout comme un précieux outil de deuxième intention, à n'utiliser qu'en cas d'échec ou de contre-indication à une technique plus simple, plus rapide et moins coûteuse pour la collectivité.

LES TRANSFERTS GRAISSEUX

Ces techniques, initialement dérivées de la chirurgie esthétique du visage, en particulier des travaux de Coleman, ont été développées à Lyon et prennent de nos jours une grande importance en chirurgie du sein. Elles représentent

---

4. *Deep inferior epigastric perforator flap.*

des outils précieux tant pour la correction de séquelles de chirurgie conservatrice ou de certaines malformations mammaires, que comme appoint parfois considérable en chirurgie de reconstruction.

Les prélèvements de graisse peuvent être effectués partout où se situent des « gisements » parfois disgracieux et dont la disparition totale ou partielle est souvent accueillie très positivement par l'intéressée (abdomen, hanches, cuisses, face interne des genoux...). La graisse ainsi prélevée par liposuccion est recueillie stérilement puis centrifugée afin de la purifier. Elle est alors réinjectée sous forme de micro-greffes au niveau du site receveur. Il s'agit de tissus vivants, constitués de cellules graisseuses ou adipocytes, à la différence des produits de comblement inertes comme l'acide hyaluronique qui n'ont ici aucune indication et sont du reste fortement déconseillés voire interdits en chirurgie mammaire.

Outre leur action d'augmentation du volume, les transferts graisseux ont souvent une action bénéfique sur la qualité et l'aspect du revêtement cutané, en particulier s'il existait des séquelles de radiothérapie. Ces lipomodelages vont permettre d'effectuer des retouches de forme et d'augmenter le volume global du sein reconstruit. Ils sont parfois utilisés préalablement à une reconstruction par prothèse afin d'améliorer la qualité des plans cutanés. Leur utilisation est pratiquement systématique après un grand dorsal autologue, mais les autres indications se multiplient.

Le volume des transferts graisseux est variable, mais il est le plus souvent de l'ordre de 250 à 300 cm^3 par séance, un volume plus important risquant de nuire à la « prise » des microgreffes. C'est pourquoi, en pratique, plusieurs séances sont souvent nécessaires.

Dans le cas de seins de faible volume, il est envisageable d'effectuer la reconstruction uniquement par *lipofilling*, mais cela est rarement possible. Dans le but d'augmenter ces possibilités, a été développée une technique originale nommée BRAVA®. Elle consiste à obtenir en quelques semaines une expansion progressive des tissus receveurs à l'aide d'un dispositif externe, porté jour et nuit, créant une dépression cutanée et sous-cutanée, décuplant la capacité de ces tissus à accueillir des greffes adipocytaires. Les reconstructions par lipomodelage exclusif ne représentant que moins de 10 % des indications de reconstruction mammaire, les contraintes logistiques et financières entraînées par le BRAVA®, non remboursé, sont à mettre en balance avec les résultats affichés par les promoteurs de la méthode. À l'instar de ce que nous disions au sujet du DIEP, nombreux sont ceux qui considèrent le BRAVA® comme un outil certes intéressant, mais pour lequel des indications précises restent encore à définir et en aucun cas comme une solution universelle.

➤ *La symétrie*

Dans la majorité des cas, le sein reconstruit sera significativement différent du sein restant, suffisamment pour qu'un geste de symétrisation soit nécessaire. Cela est particulièrement vrai en matière de reconstruction par prothèse, et d'autant plus que le sein restant est volumineux et la patiente âgée.

Une des caractéristiques de l'évolution du sein avec l'âge est sa tendance à la chute, plus ou moins prononcée. Différents facteurs sont responsables de cette chute ou *ptôse mammaire* : le volume du sein, la qualité de la peau (qui est le seul élément anatomique de stabilité du sein), l'âge, les variations pondérales, les grossesses… Aucun de ces facteurs n'est déterminant et il existe de fortes disparités d'aspect du sein à âge et volumes égaux, difficiles à expliquer.

Dans les cas de ptôse minime ou peu importante, la symétrisation n'est pas forcément nécessaire. Le problème, avec une reconstruction par prothèse, c'est qu'il peut être difficile de réaliser un aspect de ptôse artificielle. Cet aspect est beaucoup plus simple à réaliser dans le cas des reconstructions par lambeau musculo-cutané, notamment en raison du fait que la peau disponible est en plus grande quantité. C'est dans le cas des reconstructions immédiates avec conservation de la totalité de la peau du sein (*skin sparing mastectomy)* que cet aspect est réalisé de la façon la plus convaincante.

En cas de sein restant très volumineux ou très ptôsé (ou les deux), il est en général souhaitable de réaliser une opération de réduction, une *plastie mammaire*. Il s'agit d'une intervention en tous points identique à celles qui sont réalisées en chirurgie esthétique, à ceci près qu'il s'agit de copier le sein opéré sur un modèle imposé : le sein reconstruit. La maîtrise technique, l'expérience sont à l'évidence déterminantes pour la qualité de la symétrisation (*figure 11*). Les cicatrices sont alors inévitables sur ce sein restant. Elles sont d'aspect variable. Dans la majorité des cas, elles sont en « T inversé » : cicatrice périaréolaire (peu visible car à la frontière entre peau claire et peau pigmentée de l'aréole), cicatrice dans le sillon sous-mammaire, d'autant plus longue que le volume réduit est important, et cicatrice verticale rejoignant les deux précédentes sur l'axe du sein. En fonction des circonstances et des habitudes du chirurgien, ces cicatrices peuvent être réduites : périaréolaire et verticale sans cicatrice sous-mammaire dans certains cas, voire périaréolaire pure s'il existe juste une ptôse modérée. La patiente peut exprimer une préférence à cet égard, mais l'habitude du chirurgien et les conseils qu'il pourra prodiguer sont des éléments qu'il est conseillé de prendre en compte.

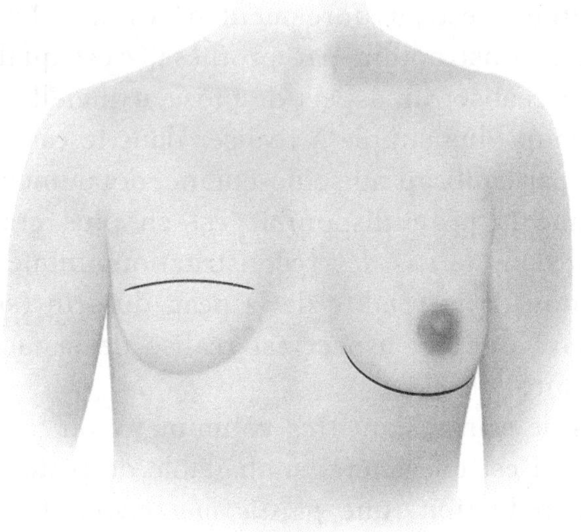

Figure 11. La symétrisation du sein gauche après reconstruction du sein droit.

Enfin, nous avons parlé jusqu'à maintenant de la symétrisation des seins trop gros, mais le cas inverse n'est pas rare : nombre de patientes souhaitent que la reconstruction leur permette d'avoir des seins plus volumineux que par le passé. Cette demande est souvent difficile à verbaliser car inhibée par un lourd sentiment de culpabilité. Sans pour autant créer une telle demande, le chirurgien doit savoir la deviner à travers les propos de sa patiente et l'aider à exprimer son souhait en toute confiance.

La prothèse d'augmentation peut être insérée soit entre la glande et le muscle grand pectoral, soit en arrière de celui-ci. La cicatrice est située soit dans le sillon sous-mammaire, soit autour de l'aréole. L'insertion de la prothèse par voie axillaire, parfois employée en chirurgie esthétique dans le but de minimiser les cicatrices, n'a pas vraiment d'indication dans ce cas, d'autant qu'elle rend pratiquement impossible la réalisation de biopsies au cours de la pose.

Les prélèvements mammaires effectués sur le sein restant au cours de sa symétrisation sont bien entendu systématiquement examinés. On y découvre jusqu'à 5 % de cancers infracliniques et infraradiologiques[5]...

> Malgré un résultat intermédiaire éventuellement médiocre du fait de l'asymétrie, certaines patientes refusent catégoriquement que l'on touche à l'autre sein. Ce choix est bien sûr respectable, mais gagne à être exprimé avant le premier temps opératoire, de façon à pouvoir adapter la technique de reconstruction initiale à cet impératif.

➤ *L'aréole et le mamelon*

Tant qu'ils ne sont pas là, le sein reconstruit n'est qu'ébauché. Ce sont eux qui donnent à l'ensemble un aspect authentique, crédible.

Leur emplacement doit être déterminé avec minutie, sur la patiente debout, puis couchée. Une des grandes difficultés de la détermination du site de l'aréole est que dans certains cas, surtout en présence d'une prothèse, la souplesse et le comportement des tissus ne sont pas égaux des deux côtés, et qu'une situation aréolaire symétrique en position debout ne le sera pas toujours en situation couchée. C'est dans les reconstructions avec tissus autologues (TRAM, grand dorsal, DIEP...) que la symétrie de la « plaque aréolo-mamelonnaire » ou *PAM* sera la plus aisée à obtenir. Au maximum, c'est en

5. Ce risque implique qu'une chirurgie de symétrisation ne doit *jamais* être entreprise sans réalisation préalable d'un bilan d'imagerie. L'IRM est systématique pour beaucoup surtout si la lésion initiale était un carcinome lobulaire.

cas de mastectomie avec conservation de l'étui cutané qu'on l'obtiendra avec le meilleur résultat, puisque la détermination de la position de l'aréole sera ici automatique.

L'aréole : son diamètre est très variable d'une femme à l'autre. On considère qu'une taille « standard » correspond à un diamètre d'environ 40 ± 2 millimètres. Mais en l'absence de geste de symétrisation sur l'autre sein, on peut avoir à « copier » une aréole de dimensions très différentes.

Deux méthodes sont possibles pour refaire une aréole : une greffe de peau ou un tatouage.

La greffe de peau est réalisée par la technique dite de greffe de peau totale. Il s'agit d'un fragment cutané comprenant toutes les couches de l'épiderme et du derme, soigneusement débarrassé de la graisse qui peut y adhérer. Ce prélèvement de peau est appliqué sur une zone qui est en général *désépidermisée*, c'est-à-dire dont on a retiré la couche superficielle de la peau. Ces greffes de peau totale sont très utilisées et « prennent » le plus souvent sans problème. Elles sont cachées par un pansement humide qui n'est pas ouvert avant plusieurs jours.

Ces greffes sont prélevées à partir d'un endroit de l'organisme dont la coloration naturelle se rapproche le plus possible de celle de l'aréole. Il peut s'agir de l'aréole de l'autre sein en cas de symétrisation, si cette aréole a un diamètre suffisant pour autoriser ce prélèvement. Le plus souvent, on utilise la peau du *sillon génito-crural*, situé entre le haut de la cuisse et les organes génitaux. Le site de prélèvement est discret, mais la cicatrice peut rester douloureuse pendant quelques semaines.

Le tatouage est effectué avec un appareillage similaire à celui des dermographistes « fantaisie ». Il s'agit d'introduire dans le derme des pigments minéraux dont la couleur est identique à celle de l'autre aréole. Ce geste est effectué soit par le chirurgien, soit sous son contrôle par un auxiliaire spécialisé[6]. Les résultats sont souvent excellents car d'aspect très naturel, mais ils ont tendance à s'estomper avec le temps. Le geste en lui-même est peu ou pas douloureux et peut tout à fait être effectué sous anesthésie locale, voire après simple application d'une crème anesthésiante type Emla®.

La reconstruction du **mamelon** fait appel à différentes possibilités techniques :

- La technique de *greffe* est possible ici, essentiellement en se servant de la moitié du mamelon de l'autre sein. D'autres « matériaux » existent mais sont très rarement utilisés : pulpe d'orteil, lobule d'oreille, etc. L'utilisation de tissus comme les petites lèvres vulvaires est classique mais fait l'objet de la part des patientes de réticences compréhensibles qui les font délaisser au profit d'autres techniques.
- Très souvent on utilise une technique de *plastie*, se servant de la peau locale pour, à l'aide d'un artifice judicieux, la redraper sur elle-même et réaliser un mamelon dont l'illusion peut être très satisfaisante.

À quelles patientes propose-t-on une reconstruction ?

Théoriquement tout le monde peut bénéficier d'une reconstruction. Il existe cependant des contre-indications, rarement définitives, mais qui peuvent imposer un délai avant la réalisation.

L'existence d'une évolution de la maladie, d'un état métastatique en particulier, ne constitue plus une contre-indication à la reconstruction, sous réserve d'un état général correct.

6. Seuls les gestes effectués par un docteur en médecine sont susceptibles d'être pris en charge et remboursés.

L'absence de désir explicite de reconstruction est par contre, nous l'avons vu, une contre-indication évidente.

L'existence d'un état dépressif plus ou moins accentué n'est pas à proprement parler une contre-indication mais va nécessiter une approche particulièrement attentive : les patientes déprimées peuvent à l'occasion d'une complication même minime, voire sans raison apparente, cristalliser leur mal-être sur un échec réel ou supposé de leur reconstruction. Elles demandent plus que d'autres une information attentive et un encadrement permanent, car ce sont elles qui ont le plus de difficultés à assimiler les explications concernant l'intervention et ses suites. Pour de nombreuses équipes, l'existence d'un état dépressif reconnu constitue une contre-indication à la reconstruction *immédiate*, celle-ci demandant de la part de la patiente un travail d'investissement et d'acceptation du nouveau schéma corporel qu'une reconstruction différée, travail auquel l'existence de la dépression peut soustraire les ressources nécessaires. Pour les équipes qui ont la chance d'en bénéficier, l'avis d'un(e) psycho-oncologue est bien entendu déterminant dans cette décision et fera partie dans tous les cas de la procédure d'accompagnement ultérieur.

Nous avons vu dans un chapitre précédent l'écueil que peut représenter le travail de deuil face à la perte d'un sein. Il est impératif que cette difficulté soit surmontée préalablement à la réalisation d'une reconstruction différée. En matière de reconstruction immédiate, ce deuil, même atténué ou modifié par la reconstruction, reste tout de même présent et nécessite un travail spécifique, bien que souvent plus court et plus facile que dans le cas précédent.

Il existe par ailleurs des contre-indications tenant à l'état général ou au contexte médical. Ces contre-indications sont souvent relatives, liées à une situation ponctuelle, et peuvent être reconsidérées après un certain délai. Il peut s'agir par exemple d'un état infectieux plus ou moins sévère, d'un diabète mal équilibré, etc. De façon similaire, certains traitements comme les anticoagulants doivent faire l'objet d'un arrêt ou d'une adaptation préalable ou de certaines précautions avant toute chirurgie.

> Le tabac ne fait pas bon ménage avec la chirurgie plastique. Il existe chez les patientes fumeuses un risque très élevé de complications, en particulier de nécrose cutanée. Ce risque existe aussi bien en cas de reconstruction par prothèse que de reconstruction par lambeau, surtout par TRAM ou DIEP pour lesquels le tabagisme est une contre-indication absolue. Cette contre-indication peut être levée par le sevrage tabagique.

Quand faut-il envisager la reconstruction ?

La première question qui se pose est de savoir qui peut ou ne peut pas bénéficier d'une reconstruction **immédiate**.

Schématiquement, et pour la majorité des auteurs :

- *Une mastectomie pour carcinome in situ* peut et doit en bénéficier si tel est le souhait de la patiente. Il n'y a pas ici de raison liée à la nécessité d'un traitement adjuvant de différer la reconstruction. Le problème est en fait souvent logistique quand l'équipe soignante ne dispose pas d'un plasticien à même d'effectuer ce geste et d'assurer son suivi. **Il peut être légitime dans ce contexte de demander à être orientée vers une équipe plus spécialisée, réalisant cette chirurgie en pratique quotidienne.**
- *Une mastectomie de « rattrapage »*, effectuée lors d'une rechute locale après traitement conservateur, est généralement

considérée comme une indication légitime de reconstruction immédiate, dans la mesure où il n'y a en principe pas de radiothérapie postopératoire. Cette décision est en fait largement dépendante du contexte de la maladie et de l'urgence éventuelle d'un traitement adjuvant.

• *Une mastectomie prophylactique*, par exemple dans le cas d'une mutation BRCA est une indication pratiquement systématique de reconstruction immédiate.

• Le problème principal est posé par les *mastectomies pour tumeur infiltrante* : pour la majorité des auteurs, et cela relève du bon sens, une reconstruction immédiate ne doit pas retarder la mise en œuvre d'un traitement adjuvant. Une complication, toujours possible, ne serait-ce qu'un retard de cicatrisation, est susceptible d'entraîner un délai préjudiciable. Il est prouvé que le respect du délai d'instauration d'une chimiothérapie adjuvante est un paramètre important susceptible d'influer sur la survie. Le respect du protocole de radiothérapie l'est tout autant. Par ailleurs, les avis sont partagés quant aux conséquences de la radiothérapie sur le *résultat* d'une reconstruction immédiate : s'il est prouvé que l'existence d'une reconstruction n'interfère pas sur l'efficacité de la radiothérapie, le résultat esthétique risque d'être compromis par celle-ci, surtout en présence d'une prothèse, avec un risque significativement élevé de coques. En revanche, le résultat des reconstructions par lambeau autologue ne semble pas dégradé par l'irradiation.

Une tendance actuelle, adoptée par plusieurs équipes, concerne les patientes bénéficiant d'une chimiothérapie néo-adjuvante et chez qui une mastectomie est envisagée en fin de traitement. Classiquement, il n'est pas proposé de reconstruction immédiate dans cette indication, en raison de la très fréquente nécessité de délivrer une radiothérapie post-opératoire. Cependant, il peut être proposé à ces patientes une radiothérapie *préopératoire* suivie de la mastectomie avec reconstruction immédiate. Il est alors systématique d'effectuer une reconstruction par lambeau, de grand dorsal ou autre. Il s'agit d'un protocole qui n'est pas admis par tous et pour lequel le recul est encore faible, mais qui semble prometteur.

La décision de réaliser une reconstruction immédiate en cas de tumeur infiltrante ne peut donc que difficilement être schématisée. Elle dépend pour une grande part des habitudes de l'équipe soignante et du contexte de la maladie ; le souhait de la patiente, après information complète et objective, doit bien sûr être pris en compte.

Les aléas de la reconstruction

Procédure chirurgicale relativement complexe, la reconstruction mammaire n'est pas exempte de risques. Il est important d'en connaître la nature. Les complications graves sont rares, et dans l'ensemble c'est une chirurgie qui se passe bien mais **il n'y a pas de risque zéro**. Ce qu'il faut savoir, c'est qu'indépendamment des complications qui vont être évoquées, il y a très souvent des petites imperfections de forme ou de symétrie qui peuvent nécessiter des retouches ou des gestes correcteurs. Il peut arriver également qu'un résultat initialement considéré comme satisfaisant se dégrade au fil des années, surtout après reconstruction par prothèse. Il s'agit plus là d'un problème « évolutif » que de complications à proprement parler. Pour l'heure, nous allons évoquer les complications vraies, qui vont nécessiter une action parfois rapide.

➤ *Les complications liées à la pose de prothèses*

• L'infection de la prothèse ou *sepsis* survient de façon précoce. Elle se manifeste par des signes locaux classiques (douleur, rougeur), une fièvre et un écoulement cicatriciel qui peut être isolé et révéler le problème. Le meilleur traitement est bien sûr préventif avec une asepsie draconienne lors de la pose et un traitement antibiotique à large spectre. Une fois constitué, le sepsis va souvent contraindre à l'ablation de la prothèse. Un délai de plusieurs mois devra être respecté avant une éventuelle réimplantation. Dans certains cas, il peut être possible de sauver la reconstruction par une conversion de la reconstruction prothétique par une reconstruction autologue.

• La contracture autour de la prothèse ou « coque » est une complication plus tardive. Due à une réaction fibreuse autour de la prothèse, elle est d'importance variable, classée en quatre grades de gravité croissante. Parfois liée à l'existence d'une infection à bas bruit ou d'un hématome non évacué, elle survient toutefois souvent sans cause apparente. Elle a diminué en fréquence et en gravité depuis l'apparition des prothèses à paroi dite texturée, mais les prothèses au gel de silicone provoqueraient plus de coques que les prothèses au sérum. Les grades 1 et 2 se caractérisent par des déformations minimes de l'aspect extérieur de la prothèse, mais les grades 3 et surtout 4 correspondent à des déformations majeures éventuellement accompagnées de douleurs et indiquent en règle générale une réintervention pour changement de prothèse. Leur fréquence est variable selon les équipes. La radiothérapie ne dégrade pas les prothèses elles-mêmes, mais elle est responsable d'une augmentation significative de l'incidence d'apparition des coques. C'est une des raisons pour lesquelles de nombreux chirurgiens sont réticents sur l'indication d'une reconstruction immédiate si une radiothérapie doit être envisagée dans les suites.

• La rupture de la prothèse : parfois inapparente (infraclinique) avec les prothèses au gel de silicone, elle est alors diagnostiquée grâce à l'imagerie de surveillance, en particulier la mammographie numérique mais aussi l'échographie et l'IRM. Les ruptures de prothèses au sérum physiologique sont beaucoup plus parlantes cliniquement, se traduisant par une perte de volume progressive ou brutale (« *flat* »). Les ruptures prothétiques sont généralement sans conséquence pathologique mais nécessitent une réintervention pour remplacement de la prothèse.

➤ *Les complications liées à l'utilisation de lambeaux*

• Elles sont essentiellement en rapport avec un défaut de vascularisation du lambeau, avec au maximum *nécrose* de celui-ci, partielle ou exceptionnellement totale. Cette complication est rare avec le grand dorsal (1 %), plus fréquente avec le grand droit (3 à 4 % de nécroses partielles). Il existe des facteurs de risque de survenue comme un diabète mal équilibré ou surtout le tabagisme, qui est une contre-indication absolue à la réalisation d'un TRAM ou d'un DIEP. La nécrose cutanée du lambeau est une complication précoce survenant dans les quelques heures. Elle nécessite le plus souvent une réintervention rapide.

• Il existe des complications non spécifiques, parfois graves, essentiellement liées à la durée de certaines interventions comme le TRAM ou surtout le DIEP, au premier rang desquelles il faut citer les *thromboses veineuses* (phlébites) et surtout l'*embolie pulmonaire*, non exceptionnelle.

• La *cytostéatonécrose* est une nécrose du tissu graisseux. Elle peut s'observer dans les lambeaux volumineux (TRAM, DIEP ou grand dorsal autologue). De survenue retardée, elle se manifeste par des douleurs et l'apparition de zones nodulaires mal limitées au sein du lambeau pouvant faire poser le problème diagnostique d'une rechute locale. Au moindre doute, une biopsie s'impose.

• Les *séromes*, qui sont des écoulements lymphatiques parfois de grande abondance, ne sont pas à proprement parler des complications tant leur fréquence est grande, en particulier après réalisation d'une reconstruction par grand dorsal autologue. Ils se traitent par ponctions répétées et finissent toujours par s'amender, parfois après plusieurs semaines... La technique du *capitonnage* permet de réduire de façon très importante le volume et la durée de ces séromes.

Choisir son chirurgien et sa technique de reconstruction

Comme d'habitude, il y a la théorie, et puis il y a la pratique...

Le plus simple, bien sûr, est de suivre l'avis de votre équipe soignante. Il est tout à fait possible que votre chirurgien cancérologue ait la compétence et la formation requises pour s'occuper de votre reconstruction, et en ce cas c'est de loin la meilleure solution. Mais vous avez aussi le droit de vous renseigner...

La reconstruction est une procédure plus ou moins complexe de chirurgie plastique. Vous devriez donc faire appel à un chirurgien qualifié en *chirurgie plastique reconstructrice et esthétique*, ce qui est la dénomination officielle de la spécialité. Vous pouvez trouver la liste des praticiens titulaires de cette qualification sur le site Internet de l'Ordre des médecins[7]. Vous pouvez considérer cela comme une garantie de qualité.

7. www.conseil-national.medecin.fr/annuaire.

Si vous voulez ou devez avoir recours à un geste de microchirurgie comme un DIEP, vous devrez nécessairement vous orienter vers une équipe hautement spécialisée, en général hospitalière. En dehors de ce cas, il existe de nombreux chirurgiens plasticiens qualifiés en mesure de vous opérer, mais sachez que nombre d'entre eux ne pratiquent que peu ou pas du tout la reconstruction du sein et sont plus spécialisés dans le traitement des grands brûlés, la chirurgie de la main ou la chirurgie esthétique de la face. Ils peuvent également n'avoir qu'une expérience limitée en chirurgie du cancer. Les plasticiens spécialisés en reconstruction du sein font tous partie d'une équipe de cancérologie sur laquelle il est simple de se renseigner, notamment en ce qui concerne le volume d'activité. Il existe par ailleurs au sein de ces équipes de nombreux chirurgiens, ne possédant pas forcément la qualification officielle en chirurgie plastique, mais qui réalisent plusieurs dizaines de reconstructions par an. Ces praticiens ont en général été formés à la chirurgie oncoplastique et à la reconstruction dans le cadre de fonctions hospitalières dans des centres de lutte contre le cancer. Ils possèdent une très solide expérience et sont dignes de votre confiance.

Quoi qu'il en soit, vous avez parfaitement le droit, face au chirurgien qui se propose de vous opérer, de poser un certain nombre de questions :

• Combien de reconstructions effectuez-vous par an ?

• Pourquoi choisissez-vous dans mon cas telle ou telle technique ?

• Si je refuse la technique proposée, y a-t-il une alternative ?

• Puis-je avoir l'adresse d'un de vos confrères qui pratique une autre technique si je désire un autre avis ?

• Puis-je voir des photos afin d'avoir une idée du résultat ?

• Que se passera-t-il en cas d'échec ou de complications ?

Toutes ces questions, légitimes, sont évoquées lors des consultations préopératoires et font partie de ce que l'on appelle le consentement éclairé, que nous évoquions dans les chapitres précédents. Dans le cas particulier de la reconstruction du sein, le dialogue doit également déboucher sur une *décision partagée* à l'issue de laquelle la technique retenue doit faire l'objet d'un consensus entre médecin et patiente après information complète, exhaustive et sincère. Il n'en reste pas moins que votre chirurgien a en général d'excellentes raisons de privilégier une technique plutôt qu'une autre et que ce serait une mauvaise idée de lui « forcer la main » pour obtenir la réalisation d'un geste auquel il est réticent ou dont il n'a pas la maîtrise. Il serait raisonnable dans un tel cas de demander plutôt à être orientée vers une autre équipe.

Conclusion

Arrivé au terme de ce livre, vous aurez compris, du moins était-ce notre but, que, sous une apparence simple, les cancers du sein recouvrent une multitude de situations de nature et de gravité différentes. Leurs conséquences en termes de pronostic et de traitement sont donc également très diverses et ne peuvent déboucher sur une attitude unique.

Même si nous n'avons pas voulu passer sous silence les formes les plus sévères de la maladie, nous avons tout au long de ce livre insisté sur le fait que ces formes sont très minoritaires. Les progrès constants de la recherche médicale permettent chaque jour d'en réduire la gravité.

Les messages d'espoir sont en effet nombreux. Ils viennent de toutes les disciplines médicales et permettent désormais la guérison de la majorité des patientes : l'imagerie médicale avec le dépistage et le diagnostic précoces ; la chirurgie qui respecte la forme et la fonction du sein ou qui, à défaut, le reconstruit ; la radiothérapie plus précise et moins sévère dans ses effets ; la chimiothérapie, l'hormonothérapie en constante évolution… La recherche, les essais cliniques, les nouvelles thérapeutiques conduisent jour après jour à des améliorations. Parfois spectaculaires, en progrès régulier depuis des années, elles apportent chaque fois un petit plus et contribuent à améliorer la vie des femmes.

La cancérologie du sein est maintenant une spécialité à part entière. La complexité des mécanismes en cause, la multiplicité des indications ont rendu nécessaire cette évolution. La très grande fréquence du cancer du sein fait qu'il faut d'une certaine façon normaliser sa prise en charge pour que chaque femme bénéficie des mêmes chances de guérison quelle que soit l'équipe à qui elle se confie. Le rôle des réseaux de cancérologie est à cet égard essentiel en diffusant les référentiels de « bonnes pratiques » et en organisant la prise en charge pluridisciplinaire.

Outre les progrès en matière de survie, le confort et la qualité de vie autrefois totalement occultés sont maintenant au tout premier plan des préoccupations des cancérologues. Il n'est pas un congrès où ce sujet ne soit abordé. Il constitue même parfois le thème central des travaux. L'aspect psychologique de la maladie et de ses conséquences a été ici largement développé dans ce même esprit.

Le combat continue.

ANNEXES

Comprendre

ANNEXE I

Le système de régulation des hormones sexuelles féminines

Les hormones sexuelles sont de nature protéique ou stéroïdienne.

Les hormones sexuelles protéiques

Ce sont les **gonadotrophines**, qui, comme leur nom l'indique, stimulent l'activité des ovaires.

Elles sont produites par l'**hypophyse**, petite glande située à la base du cerveau.

Ce sont d'une part la **FSH** qui provoque la croissance du follicule ovarien et stimule la sécrétion d'œstrogènes, d'autre part la **LH** dont le rôle est de provoquer l'ovulation et de maintenir la sécrétion hormonale du *corps jaune* : la progestérone.

Les sécrétions de FSH et LH sont elles-mêmes sous la dépendance d'une autre hormone d'origine cérébrale, la GnRH (ou **LH-RH**), sécrétée par l'**hypothalamus**.

Les hormones sexuelles stéroïdiennes

Ce sont :

- les œstrogènes : en particulier l'**œstradiol**, hormone femelle ;
- les androgènes : en particulier la **testostérone**, hormone mâle ;
- la **progestérone**, hormone de la nidation et de la grossesse.

L'ovaire produit de la testostérone, comme le testicule. Mais, à la différence de ce dernier, il transforme la testostérone en œstradiol sous l'action d'une enzyme, l'**aromatase**.

La glande surrénale produit également de la testostérone. Celle-ci, sous l'action de l'aromatase contenue dans le tissu graisseux, est responsable de la présence d'œstradiol après la ménopause.

La progestérone est produite pendant la seconde moitié du cycle par le **corps jaune** qui apparaît au moment de l'ovulation. Après la ménopause, il existe aussi une faible sécrétion de progestérone à partir de la **glande surrénale**. Pendant la grossesse, la progestérone est produite par le **placenta**.

La régulation

À la différence de l'homme, chez qui la production hormonale est continue, la sécrétion des hormones sexuelles féminines est cyclique.

La production d'œstrogènes par l'ovaire est sous la dépendance de la FSH. Le taux de FSH croît au long du cycle et chute au moment de la menstruation, entraînant une baisse du taux circulant d'œstradiol.

L'activité de la LH est plus complexe : pratiquement absente en début de cycle, elle présente brutalement un pic de concentration sanguine vers le 14e jour. Ce pic entraîne l'ovulation et l'apparition du corps jaune avec sa sécrétion de progestérone. Les taux de LH et de progestérone chutent également en fin de cycle.

FSH et LH sont contrôlées par la sécrétion de LH-RH par l'hypothalamus, elle-même sensible à la concentration sanguine hormonale. Il est important de noter que LH-RH agit en **inhibant** la sécrétion de FSH et LH.

Applications en cancérologie mammaire

On peut soit bloquer les récepteurs aux œstrogènes au niveau des cellules (par exemple avec le tamoxifène), soit supprimer les œstrogènes eux-mêmes en empêchant leur production :

- Par **castration temporaire** en administrant un **analogue de LH-RH**, bloquant ainsi la sécrétion de gonadotrophines et donc la production hormonale : c'est une **ménopause artificielle** réversible à l'arrêt du traitement.
- Ou en bloquant la sécrétion d'œstrogènes, en particulier les œstrogènes surrénaliens après la ménopause grâce aux **inhibiteurs de l'aromatase** qui vont empêcher la transformation de testostérone en œstradiol.

ANNEXE II

La prévention médicamenteuse du cancer du sein

Il n'existe aucun consensus concernant la prévention médicamenteuse *primaire*, c'est-à-dire s'appliquant à des femmes indemnes de cancer, par opposition à la prévention *secondaire* qui tend à réduire le risque de deuxième cancer du même côté ou de l'autre sein. Les moyens utilisés tendent à limiter ou empêcher l'effet des œstrogènes sur les *récepteurs hormonaux* des cellules mammaires.

• Le **tamoxifène**[1] est largement utilisé dans le traitement postopératoire du cancer du sein. Son action préventive sur les récidives et la survenue d'un cancer controlatéral est reconnue et largement validée. Son utilisation en prévention primaire n'est toutefois pas recommandée en raison de ses effets secondaires, en particulier du risque de cancer de l'utérus. Ce risque, hautement significatif en l'absence de tumeur mammaire avérée, est par contre très tolérable, mis en balance avec les bénéfices attendus en prévention secondaire.

1. Nolvadex®.

• Les autres SERM (*selective estrogen receptor modulators*) au premier rang desquels il faut citer le **raloxifène**[2] sont très prometteurs : outre une action préventive sur les tumeurs du sein équivalente à celle du tamoxifène, le raloxifène est dépourvu d'effet délétère sur l'utérus et possède de surcroît une action préventive sur la déminéralisation osseuse, ce qui constitue sa principale indication actuelle. Son rôle en prévention primaire et secondaire du cancer du sein fait encore l'objet d'essais et n'est pas formellement validé.

• La prévention par les **phyto-œstrogènes** n'est pas non plus validée.

• Plusieurs axes de recherche sont actuellement à l'étude, dont l'utilisation des antiaromatases.

2. Evista®.

ANNEXE III

Sensibilité et spécificité

Un test biologique ou un examen d'imagerie doivent indiquer l'existence ou non d'un état anormal avec une certaine probabilité d'exactitude.

Prenons l'exemple théorique du dosage d'un marqueur X qui indiquerait par sa présence dans le sang la présence d'un cancer.

La première notion à établir est celle de *valeur seuil*, en dessous de laquelle on décide que le patient est indemne. La détermination de ce seuil est cruciale : il faut qu'en théorie les patients réellement indemnes aient un test négatif et que les patients réellement malades aient un test positif.

Il faut qu'il y ait le moins possible de patients indemnes qui aient un test positif (*faux positifs*) et qu'à l'opposé il y ait le moins possible de patients malades qui aient un test négatif (*faux négatifs*).

La *sensibilité* du test est la probabilité pour un **patient malade** d'avoir un test **positif**.

Elle correspond au rapport :

$$\frac{\text{Nombre de tests positifs chez les patients malades}}{\text{Nombre de patients malades}}$$

La *spécificité* est la probabilité pour un **patient indemne** d'avoir un test **négatif**.

Elle correspond au rapport :

$$\frac{\text{Nombre de tests négatifs chez les patients indemnes}}{\text{Nombre de patients indemnes}}$$

Le test idéal posséderait une sensibilité de 100 % et une spécificité de 100 %.

Plus la sensibilité est élevée, moins il y a de *faux négatifs.*

Plus la spécificité est élevée, moins il y a de *faux positifs.*

La détermination de la valeur seuil agit à la manière d'un curseur : en déplaçant cette valeur vers la gauche, on augmente la sensibilité, on diminue la spécificité et *vice versa.*

	Test négatif		**Test positif**
Patients malades	Faux négatif (FN)	**Valeur seuil**	Vrai positif (VP)
Patients indemnes	Vrai négatif (VN)		Faux positif (FP)

$$\text{Sensibilité} = \frac{VP}{FN + VP} \qquad \text{Spécificité} = \frac{VN}{VN + FP}$$

Exemples :

• Le principal marqueur sanguin du cancer du sein est le **CA 15.3**. Sa recherche est le plus souvent négative au moment du diagnostic : il a une mauvaise sensibilité, ce qui le rend donc impropre au dépistage. Il a une spécificité assez moyenne, puisqu'une valeur légèrement trop élevée ne correspond pas toujours à l'existence d'un cancer du sein. En revanche, un taux très élevé est assez spécifiquement en rapport avec un cancer du sein, ce qui lui donne une bonne application pour la surveillance du traitement des cancers avancés.

• Dans le cadre du cancer de la prostate, le dosage du **PSA** s'approche plus des critères du test idéal car il est à la fois très sensible et très spécifique, ce qui le rend applicable à la fois en dépistage et en surveillance.

ANNEXE IV

Sites Internet

- http://www.cancerdusein.org.

Le site d'Estée Lauder. Des infos très simples. Une foire aux questions très complète. Des liens intéressants. Un forum.

- http://www.e-cancer.fr/cancerinfo/les-cancers/cancer-du-sein/le-sein.

Un site très complet avec des animations illustrées, des témoignages vocaux, de nombreux liens.

- http://www.association-essentielles.net.

Un site organisé autour d'un forum par et pour des patientes atteintes de cancer du sein. Articles de fond, témoignages, interviews.

- http://www.lesimpatientes.com.

Forum et infos sur le cancer du sein.

- http://www.vivrecommeavant.fr.

L'association Vivre comme avant.

- http://www.europadonna.org.

L'association Europa Donna.

- http://www.ligue-cancer.net.

Site de la Ligue contre le cancer.

- http://www.e-cancer.fr/cancerinfo/.

Site de l'INCa.

- www.unicancer.fr.

Le site officiel de la Fédération nationale des centres de lutte contre le cancer.

Index

Remerciements

Parmi les nombreux médecins qui leur ont apporté leur aide, les auteurs tiennent à remercier particulièrement les docteurs Y. Belkacemi, N. Chabert-Buffet, B. Courbière, E. Delay, A. Ménard, C. Roux, E. Rüss, pour ne citer qu'elles et eux.

Le docteur Joseph Gligorov déclare avoir participé, dans le cadre de ses fonctions hospitalières, à des essais cliniques, à des travaux scientifiques, à des activités de conseil ou à des conférences, colloques, actions de formation pour les laboratoires pharmaceutiques suivants : Amgen, Eisai, GenomicHealth, GSK, Novartis, Pierre Fabre, Roche, Sanofi, Teva.

Table

ANNEXES

COMPRENDRE

DU MÊME AUTEUR
CHEZ ODILE JACOB

Jacques Saglier, *La Femme et le Cancer du sein*, 2005.

Composition et mise en pages
Nord Compo (Villeneuve-d'Ascq)

Achevé d'imprimer en mai 2014 sur rotative numérique Prosper
par Soregraph à Nanterre (Hauts-de-Seine).

Dépôt légal : juin 2014
N° d'édition : 7381-3132-X
N° d'impression : 13814

Imprimé en France

L'imprimerie Soregraph est titulaire de la marque Imprim'vert® depuis 2004.
Ce livre est imprimé sur papiers issus de forêts gérées durablement.